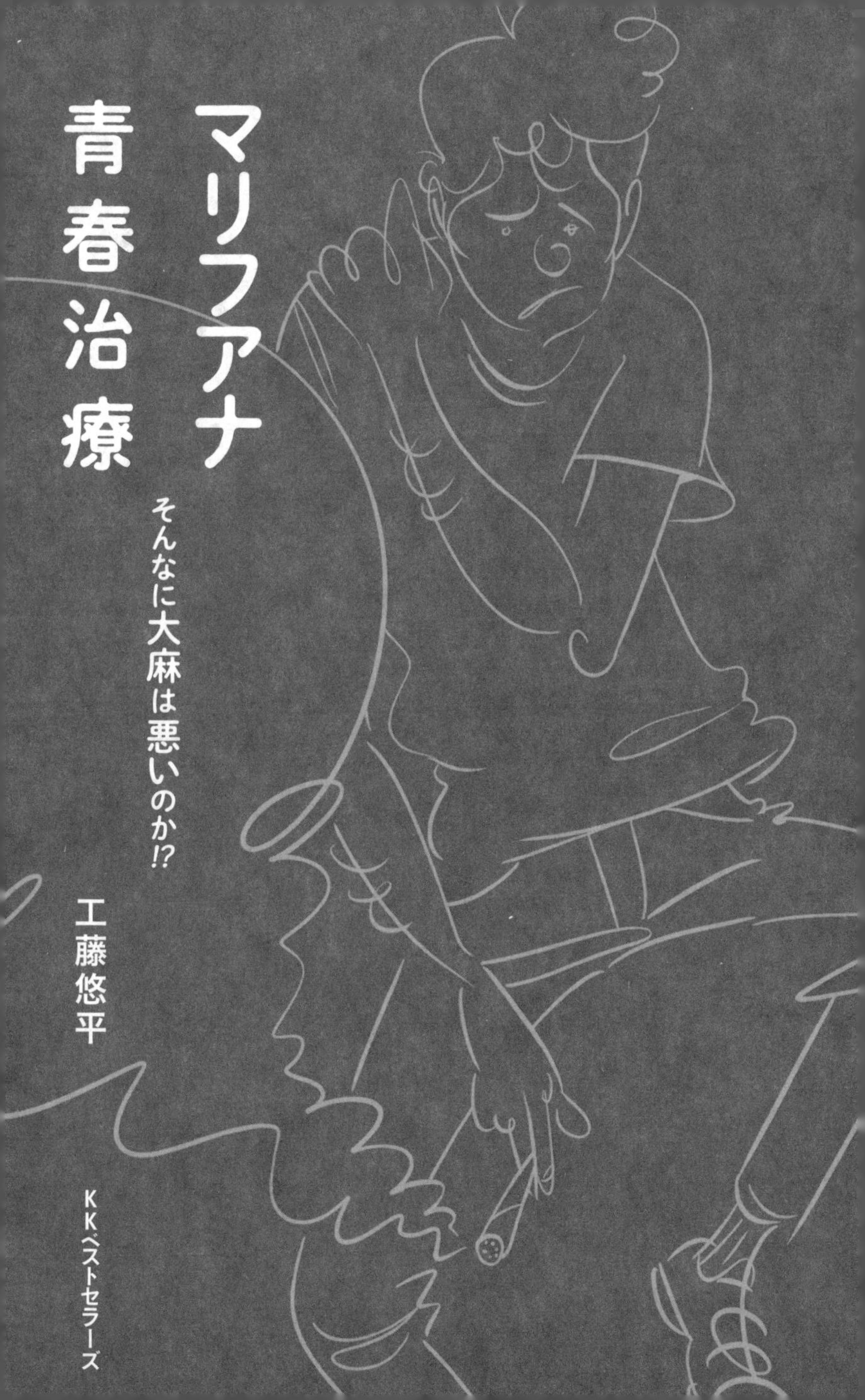

マリファナ青春治療

そんなに大麻は悪いのか!?

工藤悠平

KKベストセラーズ

マリファナ青春治療

はじめに

近年、何げなく生活をしていても「医療大麻」や「大麻」「マリファナ」という言葉を聞くことが多くなってきたのではないだろうか。日本においてはなぜかタブー視され続けてきた大麻だが、ふと海外に目を向けると信じられないほどのスピードで合法化しつつある。そういった背景から、一つの興味の対象としての存在感も増してきているのであろう。

とりわけ薬物に対して厳格に法規制する日本においては、依然として大麻について軽々しく話題にすることすら許されないかのような雰囲気がある。

それでもなお、報道や、こっそり人伝に聞く大麻についての様々な話題によって、さらに大麻の存在感は増してきているように思う。しかしながら、これほどまでに発達した情報化社会においても、大麻については満足のいくだけの情報に出合える機会は少ないのが現状である。

僕が体調を崩したことから、藁にもすがる思いで大麻について調べていたところ、どうやら大麻が様々な病気に効くらしいということは簡単に調べがつくのだが、実際に大麻を用いた療法を行うことで、どのような生活を送ることになるのかについては、なかなか満足できるほどの情報を手に入れることができなかった。難しい学術的な本や、インターネット上の断片的な体験談程度の情報しか手に入らなかったのだ。

そこで、本書では大麻に対する難しい話はできる限り省き、僕の身の回りに起きた実際の生活や体験を中心に簡単なエッセイとしてまとめることにした。

✦大麻を使用するとどうなるのか

✦日常的に使用した場合、生活にどのような影響が出るのか

✦常習的に使用していた人が突然やめるとどうなるのか

◆外国の人々はどのように大麻と向き合っているのか
◆実際に大麻で病を緩和することが本当に可能なのか

などをできる限り実体験をもとに書くことで、日本においての大麻に対する誤解を少しでも解くことに主眼を置いて執筆した。

現在何らかの健康不安を感じており、一つの望みとして大麻にすがりたいと思われている方々に対しても何らかの知識や希望を提供できれば本望である。

大麻に関しては医療分野における研究のほか、単純に嗜好品としての新たな市場としても、欧米ではかなりの盛り上がりを見せている。この盛り上がりは「グリーンラッシュ」と呼ばれ、一大ムーブメントを生み出しているのだ。このムーブメントは2019年に入ってもなおとどまることなく、徐々にアジアにまでも進出してきている。この点についても、北米で大麻がどのような市場を生み出しているのか、実際に大麻が解禁されたときにそこに住む人々にどのような変化が起きるのか、などについても考える機会を提供できればと願っている。

これまでは「ダメ。ゼッタイ」の一言で片付け、それ以上の話題には触れようともしなかった方々が大勢だろうが、まさに今その認識が変わろうとしている、もしくは変わらなければいけないように思う。僕自身も、まさか自分がたまたま患った病に大麻が効くなんて夢にも思っていなかったし、違法薬物に手を出す人が何を考えているかすら、気に留めたこともなかった。ましてや、大麻の医学的利用が日本において許されないということすら知らなかったのだ。このようなところから、どのように大麻に対しての意識が変わっていったのかについても、読者の皆さまに楽しんでいただければと思う。

本書を手に取った方々に、なぜ大麻が「ダメ。ゼッタイ」なのかをもう一度考えていただき、大麻取締法とは何なのか、本当に大麻が悪なのかを再確認していただけたらと願っている。

マリファナ青春治療　もくじ

第1章

発病、二度の渡米

1 発病、入院

激痛。それ以外何もない。頭の中は真っ白だった。

数日前から肩に違和感はあった。

しかし、当時の僕はそんなことよりも、かねてからの憧れであった事業再生の経営コンサルタント会社を辞職してまでの挑戦で、一次試験を10回目でやっと通った公認会計士の論文式試験を1週間後に控えていたのだ。これが「肩凝り」とかいうやつか、その程度の認識だった。

前職にも迷惑をかけたし、親からの期待や周りを見返さなければならないという使命感に自分を律し、ひたすら机に向かう毎日だった。とりわけ試験直前なんて、受験生の誰しもが体力ギリギリで戦っているのだから、ほかの受験生と同じ、もしくはそれ以上に努力しなければならなかった。

震えが止まらない右手でとりあえず市販の解熱鎮痛剤を成人1回分服用した。30分後、1時間後、普段の頭痛程度ならとっくに効いているはずだった。しかし、痛みが治まることはなく、むしろひどくなっていた。やむを得ず解熱鎮痛剤をもう1錠服用した。

幼い頃から解熱鎮痛剤は怖いと親から漠然と教わっていたため、解熱鎮痛剤を2回分一気に飲むなんて考えたこともなかった。しかしそれでも効果はなかった。

人生で初めて119とスマホに入力したが、そこまでつらくても発信を躊躇していた。死までも覚悟するほどの激痛だったが、鎖骨が折れたわけでもないようだし、ただ肩が痛いなんていう理由で救急車なんて呼んでよいのかと、変なところで冷静になってしまっていたのだ。なぜかはわからないが、とりあえず母親に連絡したところ、僕の話し方や雰囲気からその異常さを察し、すぐに病院に行くよう諭された。

そこでようやく、僕の家の前の道路は狭すぎて救急車が入れないこと、その狭い道路の先の歩いて3分程度のところには公立の総合病院があることを思い出した。

1秒でも早く楽になりたい一心で保険証と財布を手に家を出た。

一歩足を進めるごとにその振動が肩に響き、激痛に涙がこぼれるありさまだ。いつもの歩調なら3分ほどで着くはずなのに、永遠にも思えるほど遠かった。

なんとか病院の救急外来にたどり着き、症状や解熱鎮痛剤を多く服用したなどの事情を伝えた。問診票に記入するよう促されたのだが、自分の名前さえ満足に書けなかった。

そして、体温と血圧を測ったところ、血圧は200を超え、体温は37度台中盤であったと記憶している。

通常の2倍も解熱鎮痛剤を服用した後にもかかわらずだ。

どのくらい待ったかは覚えていない。おそらく5分や10分程度だったと思うが、僕は座っていることすらできなかった。その時間たるや、本書を執筆している今ですら思い出すと手に汗がにじむ。

「どうぞ。」

診察室に呼ばれ、若い医師が冷静な口調で淡々と質問をし、僕のおでこをツンとつついた。

「ぎゃあぁぁぁぁ!!!」

まさに断末魔の叫びだったと思う。

「MRIを撮らなければ断定はできませんが、おそらく頸椎ヘルニアですね。」

ヘルニア。数年前にいわゆる「ぎっくり腰」をやっていたので、それが何かはすぐに理解できた。しかし、つらかったのは記憶しているが、今のこの激痛はそのレベルではない。僕は目の前の医師に向かって必死に、翌週に試験があるからどうにかしてくれと訴えた。

医師国家試験も夏場に3日間かけてやるのだが、公認会計士論文式試験も3日間かかる。そのために費やす労力たるや、三大国家試験といわれるだけあり、医師も何かを察したのであろう。

「事情はわかりました。
しかしこのお薬はいわゆる「麻薬」です。
それでもいいですか?」

「麻薬」という言葉に一瞬躊躇したが、状況的にも体調的にもそれを受け入れることにした。否、そうするしかなかった。そもそも麻薬といえども使い方を誤らず、医師の指示に従って飲む分にはもちろん合法だし、効果もあるのだろう。ただし、痛みを抑えることができても強い副作用や離脱症状が出る。その副作用を抑えるために吐き気止めと下剤を処方された。

処方を受けてすぐに服用し、帰宅した。吐き気止めも同時に服用したため、吐き気に関しては気にならなかったが、人生で初めて便秘というものを経験した。

便秘気味の方々はつらい思いをしているのだということを、こんなことを通して気づかされた瞬間でもあった。

しかし、肝心の痛みは治まらなかったし、右腕の震えも止まらなかった。その日はとにかく試験のことで頭がいっぱいだったため、どうにかする方法はないかとネットで検索したところ、ブロック注射というものがあることを知り、なんとか活路を見いだせたかのように思えた。

翌朝、激痛によって叩き起こされた。

すぐに近くの医院に行き、前日に調べたブロック注射をお願いしたのだが、首だといろいろな神経が密集しているため、危険性が高くダメだといわれてしまった。その後、数軒の医院にも同じことを言われて断られた。試験は数日後だった。何としてでもこの状況から抜け出さないと、この数年間の準備が水の泡だった。

だが、なんとかブロック注射をしてくれる医師を見つけ出すことができたため、打ってもらうことになった。

痛みはある程度治まったように感じたのだが、ふらつく足元のまま帰宅したと記憶している。血液検査の結果、糖尿病もあることが判明し、すぐに大きい病院に行くようにという診断も受けていた。

激痛に加え、糖尿病もだなんて……と内心は焦っていたのだが、なんとか机に向かえる状態であったため、残りの数日は夢中で勉強し、試験も受けることができた。

麻薬は試験の最終日までの処方だった。試験終了から3日間ほどはかなりつらい悪心、悪寒、嘔吐に襲われた。これが麻薬の離脱症状なのか、単に試験のためにした無理がたたった結果なのか。それはわからない。しかし、おそらく人生最大の苦痛だっただろう。
とりあえず落ち着いた時点で、今度は内科の医院へも行き、再度血液検査をしたところ、やはり糖尿病であり即入院ということになってしまった。しかし内科への入院となるため、頸椎ヘルニアの治療は別扱いとなり、さらに入院中はほかの医療機関へかかることへの制約があることも知った。いま僕にとってつらいのは肩の痛みであり、糖尿病は特に自覚症状もなかったのだ。僕は整形外科医に再度痛みが引かないことを訴えてＭＲＩの撮影をしてもらった。

「なかなかですねぇ。」

医師のこの一言は妙に印象に残っている。その真意はたくさんの患者を診てきた医師にしかわからないのだろうが、僕の状態は「なかなか」であるようだ。
そして、神経痛に効くという新薬を処方してもらった。この時点で「麻薬」とは基本的にはケシという植物から生成された成分であるという程度のことは調べがついていたため、ケシを原料にしていなければ、つらい副作用や離脱症状に襲われないと認

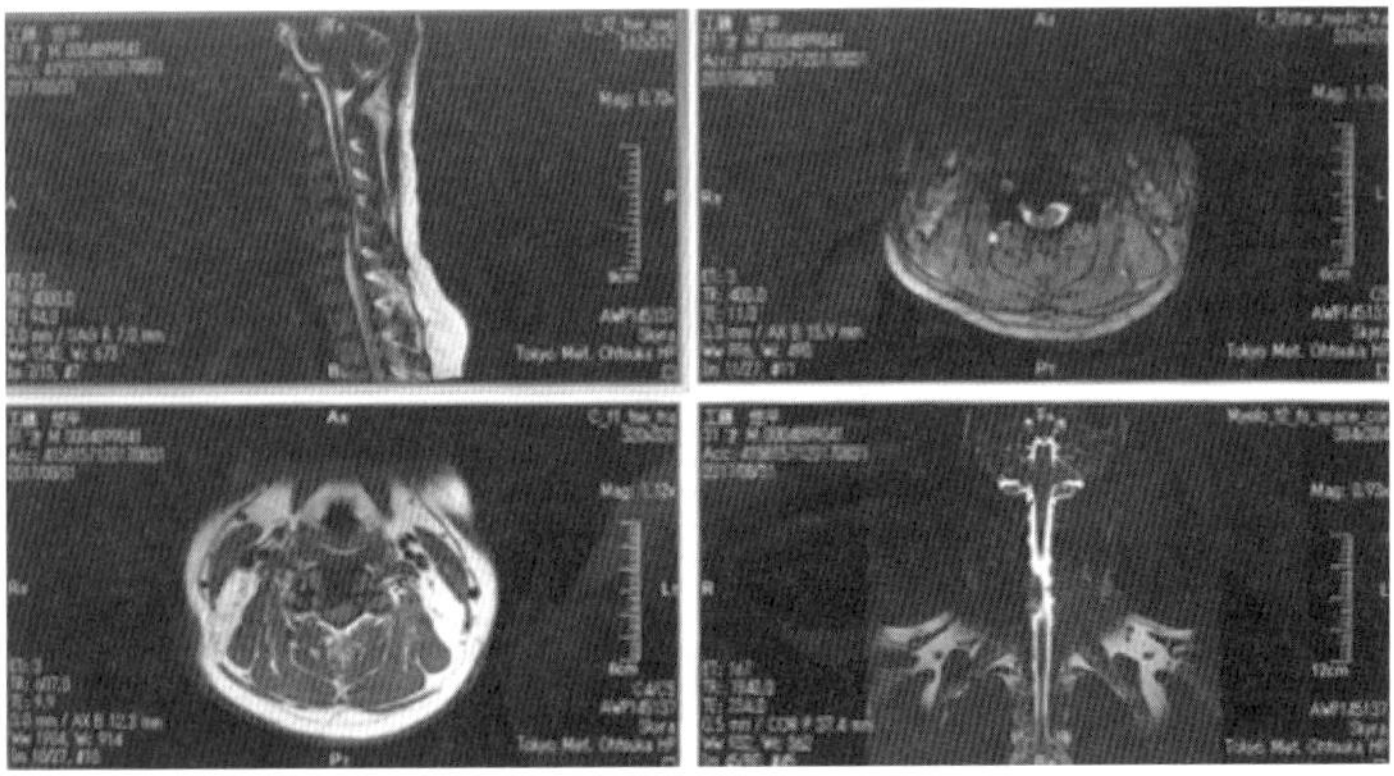

その際に撮影されたMRI画像。素人目にも異常さがうかがえるだろう。
ただし、痛みの感じ方には個人差があり、このような状態でも処方薬や痛み止めテープだけで
平気な人もいるようだ。つまり、痛みの度合いはMRIでも測ることができない。

識していた記憶がある。ただし、この新薬もケシこそ原料にしていないものの、家族にまで副作用や離脱症状の説明を要するといった薬だった。この新薬を処方してくれた医師も、積極的にというよりは、やむを得ずといった様子だった。

入院までにその新薬も徐々に量が増えていった。しかし痛みは治まらない。もちろん全く効かないというわけではなく、かなりの効果はあるのだと思う。だが、どの程度効いているのか、当事者の僕ですら説明することが困難だ。痛いものは痛い。本書を手に取っていただいた皆さまも病院で聞かれたことがあるかもしれないが、

「ズキズキですか？」

「ジンジンですか？」

と聞かれたところでこちらも困る。もし僕が、

「ギャンギャンです！」

と答えたら伝わるのだろうか？　医学にまるで無知な僕は、自分の症状も本来は薬で治るものだと思っていたのだ。

そう、元通りになると。

だからこそ何軒も病院を回り、助けを求め続けた。どうにかして治してほしいと。

この思いは後に、ある程度の痛みは一生付き合わなければならないと受け入れるま

で消えることはなかった。

入院を待つ間に、ネットで「ヘルニア　糖尿病　特効薬」などと夢のような単語を検索していたところ、CBD（カンナビジオール cannabidiol）というサプリメントを見つけたため、試してみることにした。今でこそWHOの発表により、てんかんなどに効果があるとして一流デパートでもサプリメントとして扱うようになったが、当時は医師ですらその存在を知る人は少なかった。さらに、大麻の医学研究が法律で禁止されているようであるため、たとえサプリメントだとしても、入院中の患者が使うことは病院の会議にかけられた。

日本の税関をパスできるように作られたCBDは、七味唐辛子にも含まれる麻の実、もしくは麻の茎から抽出されなければならない。要は食品であり医薬品ではないという扱いのようだ。病院でどのような会議が行われたのかはわからないが、使用を許可していただくことができた。

残念ながら痛みは引かなかった。

だが、糖尿病の判断基準であるHbA1c（ヘモグロビンA1c）が、健常者の範囲内に近づく期間が早かったように感じた。というのは、僕はただ入院していただけであり、食事や生活環境は他の患者と同じだったのだ。僕は基本的に落ち着きがない。そのため、他の患者よりも院内をうろついて時間つぶしをしていたことで運動量は多かったと思う。これ以外で他の患者と違うのは、CBDを接種していたかどうかである。違いはその程度だ。そんななか、主治医からの、

「あなたの努力のおかげです。」

という一言になんとなく違和感を持ち、病室で大麻について調べだした。そのときに「山本医療大麻裁判」の存在を知った。

「山本医療大麻裁判」を簡潔に説明する。

全ての医師に見放された末期癌患者である山本正光氏が、ネット検索により大麻が

癌に効くかもしれないことを知り、少しでも長く生きたいと大麻にすがった。その結果、逮捕された。しかし、当時の日本の医療ではあり得ないほどの回復をしていたことから、生存権の行使を認めて、無罪を勝ち取りそうな優勢な状態で裁判が続いていた。しかしながら、誠に残念なことに、裁判中に山本氏は亡くなってしまったという痛ましい事件だ。

さらにこの裁判記録から、ＣＢＤ以外の、大麻に含まれる他の成分が痛みに効くかもしれないことも知った。

この頃には前述の新薬が日本で処方できる上限に近づいていた。しかしながら痛みは引かず、僕も最後の望みとして大麻にすがりたいと当然思った。

入院中も毎日が激痛との戦いだった。だが僕は糖尿病患者としての入院だったため、整形外科での診察に制約があった。それでも何度も主治医に助けを求め、病院内の整形外科で診てもらうことができた。

だが、右記新薬の量が増えただけだった。

内科の主治医も、糖尿病性神経痛の可能性もあるとのことで親身に相談に乗ってくれたし、薬の量が増え続けるのを警戒する僕に対して、漢方を勧めてくれたりもした。

だが、痛みから解放されることはなかった。

退院後すぐにアメリカへ飛んだ。

2 初めての大麻使用

糖尿病の検査入院では、合併症の有無を確認するために様々な検査を受ける。胃カメラや大腸検査、CTスキャンなどだ。入院中は毎日が検査の連続だった。その際、大腸検査でポリープが発見された。通常であれば大腸検査の過程でポリープの除去も可能なのだが、僕の場合はヘルニアに対し処方されていた薬の影響から、日を改めての手術となった。さらに、発見されたポリープは3個であり、そのうちの一つは悪性である可能性があるとのことだった。

その手術は日程の都合上、一度退院し、1カ月空けての予定が組まれた。

この時点で病院から処方されていた薬は鎮痛薬、痺れ止め、胃薬、抗うつ薬、血行改善薬、抗炎症薬、睡眠薬、痛み止めテープ、糖尿病薬、漢方であり、1日に飲む錠剤は合わせて20錠を軽く超えていた。もはやこれだけで腹が膨れるほどだ。

さらに痛み止めテープは、日に当たると肌が負けてしまい火傷のようになっていた。腰痛に使う分には気にならないのだが、首から肩にかけて使用するのは、真夏ですらマフラーを巻くなどして日に当たらないようにする必要があった。

この処方薬の中の血行改善薬が、大腸ポリープ除去に際して手術が後日になる要因とのことだった。この薬を使いながら手術を受けると血が止まりにくくなってしまうらしい。

さらにこの頃には、顔面の右側が軽い痙攣を起こしていた。右目の下が不規則にぴくぴくと波打つのだ。

日本に居続けるためには夜行性にでもならないとまともな生活すらできない。自己管理不足により陥ってしまった病とはいえ、これほどの苦痛を強いられるなんて……。

また、アメリカに渡る前にも手術で治る可能性もあったことから、再度病院巡りを行った。しかしながら、前述のブロック注射と同様の理由で、手術はあまりにもリスクが高く、最終手段としてしか行えないと断られ続けた。ここに至っては、このまま生き続けるくらいなら、どれだけのリスクを負ってでも、たとえ失敗して死んでも構わないから手術をしてほしいと何人もの医師に泣きついた。しかしながら手術を引き受けてくれる医師を見つけることはできなかった。

渡航先はラスベガスを選んだ。意外に思う方も多いかもしれないが、米国本土に旅行として行くには渡航費が他の場所よりも安い。また、何度か遊びに行ったことがあったため、土地勘もそれなりにあった。さらに、当時ちょうどラスベガスのあるネバダ州で嗜好目的の大麻が解禁されたため、現地で病院の受診をしなくても大麻が手に入るようであった。

ただし、日本人が観光で行った場合に、大麻の購入が現地でできるかどうかが不明であったため、何もかもが行ってみなければわからないという状況だ。

アメリカに渡る際、とりわけ困ったのが右記処方薬の中にアメリカでは麻薬指定されているものがあり、たとえ日本の医師の処方だとしても、アメリカに持ち込むだけで逮捕されてしまう可能性があったことだ。この薬はケシを原料としていたわけではない。もはや麻薬とは何なのか、薬とは何なのか、わけがわからない。しかしながら、アメリカに渡る以上は現地の法律に従うしかないため、日本で処方された薬の一部を持っていかないことにした。

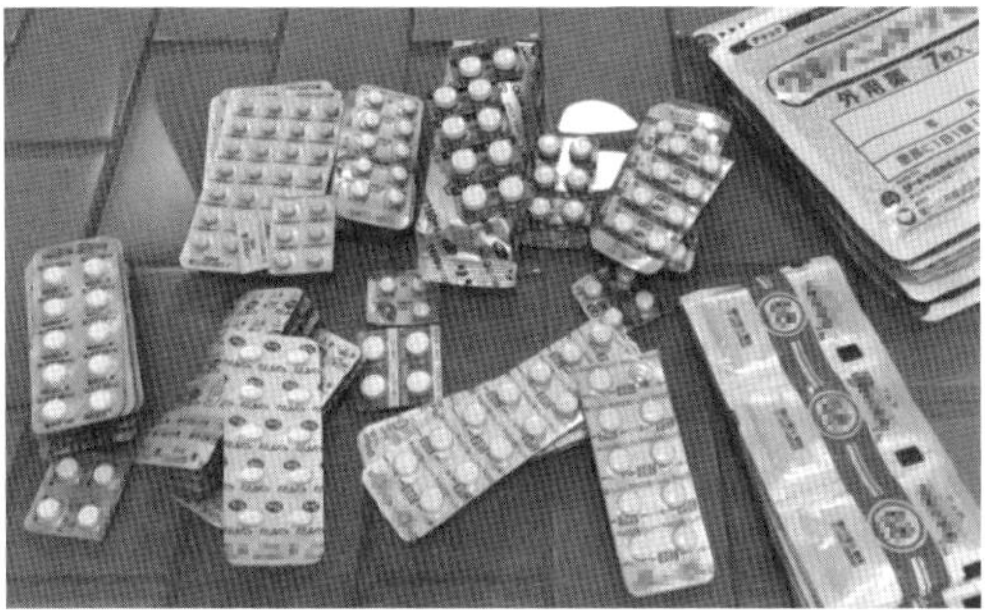

アメリカに持ち込むことができただけでこの量だ。
糖尿病薬である1種類以外は全て頸椎ヘルニアのための薬だった。
しかし、これだけの量を服用しても耐えがたい激痛に悩まされていた。

不安と後ろめたさがあるなか、無事ラスベガスに到着した。数度来たことがあるとはいえ、やはり不慣れなアメリカでの到着当日は、移動やらホテルのチェックインやらで慌ただしく、大麻の購入には至らなかった。

宿泊する部屋に入って驚いた。部屋のドアには通常の禁煙マークの横に大麻の葉に禁止マーク、つまり室内ではタバコに限らず大麻も使用するなと促すマークが増えていたことだ。

以前に訪れたときと同じホテルを取っていたのだが、当時はそのようなマークを見たことがなかった。

日本人の感覚としては、なんとも不思議な気持ちだ。そんなことを考えながらも、時差ボケと飛行機移動の疲労が幸いしてか、久々にゆっくり寝られたと記憶している。

翌朝、激痛により叩き起こされた。

ここまで来ても幼い頃から教え込まれた「ダメ。ゼッタイ」の後ろめたさがある。

しかしながら激痛に後押しされタクシーに飛び乗った。そして、マリワナ！マリワナ！と運転手に告げた。タクシーの運転手は陽気に、

「okay!」

と答え、近場の大麻販売店に連れていってくれた。

恥ずかしい話だが、僕は英語を全くといっていいほど話せない。大学受験の際には必死に勉強したものの、10年以上という歳月をかけて、僕の脳内の英語に関する情報は、旅行会話以外すっぽり抜けてしまっていた。その旅行英会話のレベルも何とか観光をしのげる程度だった。

大麻販売店は想像以上にセキュリティが厳しかった。店の入り口には映画でしか見かけないような屈強なボディガードのような男が立ち、ベルトには拳銃がぶら下がっていた。メイン通りである華やかなストリップ通りとは雰囲気がまるで違った。

入店するかどうか迷い、店の付近を数分うろついていたところ、不審者だと思われたのか、屈強なボディガードのような男が声をかけてきた。何を言っているのかさっぱりわからない。どうやら、とりあえず中に入れという雰囲気のジェスチャーをしているようだったので、そのまま入店することにした。

店内は外とは打って変わり、近代的な病院の待合室のような雰囲気だった。受付はガラス越しであり、やはり多少の物々しさは感じたられたが。

受付でペイン！と伝えたところ問診票のような紙を渡され、促されるままにサインをした。


「...recreation or medication?」（医療目的か娯楽目的か？）

と聞かれたため、medication!（医療目的）と答えた。しかし店員はその答えに戸惑った様子で、また長々と話をし出した。観光地の土産屋などの話し方とは異なり、完全なネイティブ発音で、かつ早口のため、想像していた以上に聞き取れない。

どう考えてもこちらはただの迷惑な客だろうが、店員も必死に説明してくれている。僕はコミュニケーションを取ることを一旦諦めて、キャナイバイ？と聞いた。店員は安心したような笑顔で、

「Yes! Off course!!」（もちろん大丈夫！）

と答えてくれた。そしてＩＤのチェックをされ、待合室でしばらく待機した。

後から調べてわかったのだが、嗜好目的の大麻販売店でも医療目的の商品を扱っている。誰でも医療目的の大麻の購入が可能なのだが、アメリカ国内での医療目的ユーザーが受けられる割引が受けられないことを説明してくれていたようだ。ただし、厳密にいうと医療目的と嗜好目的の大麻に明確な違いはないようだ。医療用と嗜好用の大麻の違いは陶酔作用のある成分の含有量で分けられることが多く、医療用でも陶酔作用は含まれるためである。

名前を呼ばれて別室に通された。そしてさらに驚いた。日本国内ではまだ見られないほど近代的な内装のショップだった。壁中に商品説明が流されているモニターがあり、ガラスケース越しながらも様々な大麻商品がディスプレイされているのだ。

まさに一昔前のハリウッド映画のＳＦの世界だ。

さらに顧客や患者一人一人に担当の店員が付き、ニーズに合った商品を紹介してくれる営業形態だった。

僕の担当になってくれた店員からも日本のおもてなし精神が感じられるほど親身に真剣に向き合っていただいた。しかしながら僕は終始、ペイン！ペイン！ユアリコメンドプリーズ！としか言えなかった。なんと迷惑な客だったろうと、いま思い出してても申し訳なく思う。

このときの僕は店内の商品をゆっくり見回すほどの余裕もなかった。

店員のオススメらしき2つの大麻商品を購入することにし、会計を済ませた。その商品を手に持ったまま外に出ようとしたところ、店員が物すごい形相で追いかけてきて何かを言っていた。

どうやら大麻商品はカバンなどにしまって持ち運ばなければならないらしい。やはり解禁されたばかりのため、大麻の扱いにはかなりの注意が必要なようだ。

そのままホテルの部屋へ戻り、先ほど購入した包みを開けてみたところ、密封された細長い筒状のものが2本入っていた。その時点でかなり強い匂いが僕の周りの空気を包んだ。
筒の中を確認したところ、タバコをひと回り大きくしたものが入っていた。medication と伝えたにもかかわらずタバコが来てしまったと落胆したのだが、大麻とはそもそもそういうものだった。なるほど確かにこれでは部屋の中で使うわけにはいかない。外の喫煙所に移動して周りを見渡してみるも、誰もが普通のタバコしか吸っていないようだった。
購入まではなんとか漕ぎ着けたが、今度は使い方がわからない。またしても落胆し、気晴らしにメインの観光地であるストリップ通りのホテル街をひたすらウロウロしていた。

ラスベガスは日差しが強く、痛み止めテープを貼ることなど到底できなかった。激痛と、大麻を使用することの間で葛藤し続けた。

ホテルに戻ったのはその日の18時くらいだったと記憶している。昼間に確認した喫煙所を通ったところ、明らかにタバコではない匂いがした。その人たちの様子を伺うと、持っているのは紛れもない大麻だった。その人たちは4～5人で談笑しながら一本の大麻タバコを回していた。

小走りに近寄り、キャナイスモークヒア?と聞いたところ、大笑いしながら、

「Why not!?」

と返された。

つまり、その場での喫煙は問題ないということなのだろうと判断した。

すぐに部屋に戻り、購入した2つの大麻をネットで調べた。細かな成分表示とは別に「Blue dream」「Bubba kush」と書かれている。これが品種名らしく、確かに2つとも痛みに効くようだ。ネット情報を頼りに初心者向けらしき「Blue dream」を持って喫煙所に戻った。

先ほどまでいた人たちはすでにおらず、また他の喫煙者もそこにはいなかったため、またしても使い方を聞き逃してしまった。ただ、タバコと同様、火を付けて吸うこと

くらいはこの時点で容易に想像はできた。

痛みから解放されるかもしれない期待、後ろめたさ、恐怖心、様々な感情が乱舞するなか、大麻に火を付けた。

一口、二口、タバコのように吸い込む。しかしタバコのような「吸った感じ」が全くない。さらにもう一口吸ったところで体に妙な異変を感じ、怖くなって火を消した。

喫煙所での使用は数十秒程度だっただろう。

なんともいえない違和感のなか部屋へ向かった。この違和感はたとえるなら、頭の先から足の指先まで柔らかく溶けていくような感じだった。筋肉が弛緩しているような感覚なのだが、意識は特に朦朧とはせず、アルコールで泥酔したときのようなフラフラする感じとも違う。

また、日本で処方されていた薬とも違った陶酔感だった。日本で処方されていた薬も麻薬やそれに類するものであるため、量が増すに従い陶酔感は出ていた。そのため大麻を使用することである程度の陶酔感が出ることは覚悟していた。

しかしながら何よりも恐怖心が勝っていた。やはりとんでもないものに手を出してしまったのではないか、もうまともには戻れないのではないか、そんな思いが頭の中をグルグルと駆け巡った。

ホテルに戻り、そのままベッドに横になった。落ち着いた頃には肩の痛みが引いていくのを感じた。痛みで凝り固まり盛り上がっていた右肩がみるみる戻っていくのを感じた。

そして、そのまま眠りに落ちた。

具体的には覚えていないのだが、この日はとにかくたくさんの夢を見たような気がする。十数年間思い出しもしなかった友人や、一度しか行ったことのないような旅行先でのでき事、とにかく不思議な夢だった。

何時間寝たのかも覚えていない。

翌朝、自然に目が覚めた。

昨日まで数ヵ月間悩まされていた激痛がそこにはなかった。

腕や顔の痙攣も止まっていた。何が起きたのかのみ込むまでに時間が必要だった。この数ヵ月間そのもの全てが夢だったのではないか、自分はそもそも体調なんて崩していなかったのではないのか。とりあえずカバンの中をあさった。そこには確かに日本から持ち込んだ大量の薬と痛み止めテープがあった。

ホテルを出て街を歩いた。日差しを気にすることもなく、歩く振動に怯えることもなく、普通の日常を取り戻していた。

当たり前の観光をした。
心から求め続けた日常を取り戻すことができた。
街の華やかさを感じることができた。

しかしながら、夕方くらいから少しずつ痛みが出てきてしまった。さすがに魔法がかかったわけではなく、大麻が奇跡の万能薬というわけではないことを悟り、ホテルに戻った。

前日に使用した3吸いは、購入量の1割にも満たない程度だった。つまり1週間程度の滞在であれば2本も買う必要がなかった。
インターネットで大麻の危険性をどれほど調べても、過剰摂取による死亡例は見当たらなく、さらに、僕が日本の病院から処方されていたような薬ほどの依存性もないらしい。

それならば、昨日よりも量を増やせば一日くらいは痛みから解放されるのではと思い、前日に試さなかった「Bubba Kush」の封を切った。ネット情報では痛みを止める作用のほかに、眠くなる作用が強いようだ。

まだ一度だけの経験ではあったが、なぜか大麻に対する恐怖心は減っていた。前日の使用直後こそ恐怖心や身体に起こった違和感を警戒していたが、一度寝て起きたところ、陶酔感から完全に元に戻っていたためであろう。むしろ数カ月間服用し続けた日本の薬に対する恐怖心が増していた。

これは油断だった。

「Bubba Kush」を普通のタバコを吸うように何口も吸った。昨日同様、3吸い程度で軽く陶酔感は出ていたのだが、けっして死にはしないだろうと構わず倍量ほど吸ってしまった。

ホテルに戻る道すがら、すでに酔いが回っており、アルコールに泥酔したような状態だったと思う。さらに口や目がひどく渇いていた。そのままなんとかベッドにたどり着き、寝てしまった。どれほど寝たのかはわからないが、トイレに行きたくなり目が覚めた。そのときもまだ酔いは覚めておらず、ふらつく足どりで用を足した。寝ぼけまなこのままベッドに戻る最中で盛大に転んだ。

学生時代にはアルコールの飲み過ぎで転んだり吐いたりなんてことは日常茶飯事だったのだが、アルコールの陶酔感は意識も朦朧とさせてくれるため、次の日になってから、

何があったんだ⁉

と振り返ったりして、盛大に転んだりしてもその瞬間はさほど気にしないと思う。

しかしながら、大麻の陶酔感はアルコールに比べると中途半端で、転んだことを妙に冷静に反省していた。ただ、頭はそれなりに冷静でも、体に力を入れにくかった。自分の部屋の中だからこそ、その後は何事もなくベッドに戻れたのだが、もしもこれが外出先だったとしたら、アルコールの飲み過ぎと同程度の危険性はあったように感じた。やはり、使用感を知らないままに大量に大麻を使用することには危険性があるのだ。

翌朝、自然に目が覚めた。

昨日転んだ際にぶつけた箇所が軽く痛んだが、肩の痛みは引いていたし、痙攣も起きなかった。一日中普通に観光をしても、痛みも痙攣も起きずに過ごせた。

残りの数日間は、就寝前に僕の中での適量を使用し続けた。その後は2日目のような失敗をすることはなかった。そして、やはりかなりの量の大麻を残してしまった。当然それらは日本に持ち帰ることなどできないので、現地で破棄することとなった。

ラスベガスの最後の3日間は、生活に支障が出るほどの痛みが終日出なくなっていた。そのため、日本に戻ったら元の生活に戻れるのではないかと期待していた。日本から大量に持ち込んだ痛み止めテープは、一度も使わなかった。

しかしながら、日本で処方されていた薬は医師から、

「たとえ痛みが引いても急にやめてはならない。」

と言われていたため、飲み続けていた。その薬は急に服用を止めることで離脱症状が出る可能性があるからだ。

痛みを忘れた意識とともに僕は日本へ飛んだ。

消えたポリープ。再び渡米 ／3

公認会計士論文式試験の合格発表日、僕の番号はなかった。これに関しては何の言い訳もするつもりはない。僕の実力不足だ。そもそも一次試験に10回もかけ、さらにはその過程で一次試験の一部科目免除も持っていたため、論文式試験で戦うだけの土俵に立ててすらいなかったのだと思う。

しかしこの時点では、一次試験の有効期限が切れるまでもう一度だけ論文式試験に挑戦することが可能だった。

帰国してから数日間は痛みから解放されていた。しかしながら、1週間もせずに少しずつ違和感から激痛へと逆行していった。

やはり治ることはないのだ。

僕はただただ罪悪感に苛まれていた。自分自身が楽になりたいがために法を犯すことを承知で海を渡ったのだと。

ちょうどこの頃、「NPO法人 医療大麻を考える会」の代表である前田耕一さんと連絡を取ることができていた。前述の「山本医療大麻裁判」を支援していた方だ。前田さんはすぐに弁護士を紹介してくれたうえで、僕自身の行動には違法性がないと諭してくれた。

しかし、当然のことながら僕が大麻治療を選ぶとしたら、この先日本にいることはできないことも知ってしまった。

これまでに僕が積み上げてきたものは、日本の社会の中で戦うためだけのものだった。だからこそ1年間、試しに海外で治療を行い、体調が改善することに賭けて最後のチャンスとなる試験に挑もうと思っていた。体調との兼ね合いで勉強を続けられるかの不安があるなかで資格試験の予備校も申し込んだ。

大腸ポリープの除去は2泊3日の入院で行われることとなった。悪性の可能性があるポリープと聞くと何やら物騒な響きだが、通常の大腸ポリープであれば、麻酔もなしに1時間もかからずに手術は終わる。大腸には痛覚がないため、たとえ切ることになっても麻酔は必要ないとのことだった。そのため手術にそこまでの不安を感じていなかった。

前日から手術に向けての食事をし、手術前に数時間かけて下剤を飲んだ。これはなかなか大変だった。ヘルニアの薬を飲んでいなければ立て続けに2回もやらなくて済んだ儀式だ。

手術の当日、以前に撮影したポリープの画像をもとに若い医師が施術に取りかかった。カメラが該当箇所に近づく様子を僕も一緒に見ながらそのときを待っていた。

「あれ？　おかしいな……。」

若い医師がボソッと言った。そして、もう一人、経験が豊富そうな医師が参加し、該当箇所を探した。

「ん？　おー……。」

医師たちは驚いた様子だった。

「先日撮影したポリープが見つかりませんね。ただ、ポリープは自然に治ることもありますから……。」

しばらくポリープ探しに時間が費やされた。そして1つのポリープが発見され除去された。僕は、かつて悪性の可能性があるといわれたことを確認した。悪性かどうかは病理検査を行わなければわからないらしく、後日連絡すると告げられ、手術は無事終わった。当時撮影されたポリープの大きさでは、自然に治ることは極めて珍しいらしかった。

入院病棟の部屋に戻った。もう日本の医療や医師たちを信用することなどできなかった。

僕は病棟の内科部長に僕の検査の詳細の開示をお願いした。しかし、内科部長には個人情報なので開示できないと断られた。そもそもそれは僕自身の個人情報ではないのか？　かなりの懐疑心と嫌悪感を持ったが、それ以上は食い下がらなかった。ただ、間違いないのは日本国内ではCBDサプリメントを、アメリカでは大麻そのものを使用したことだった。

確かにCBDの可能性については世界的に研究がなされ始め、医学にとてつもない発展をもたらすようだった。だが、僕は痛みから解放されたいのだ。CBDがどれだけ素晴らしくても僕には関係がない。

「病は気から」。その可能性も十分にある。確かに試験や将来への不安が強かった。その不安感が痛みや痙攣を生んでいる可能性だってあるのだ。アメリカという非日常が僕の意識を変えて、痛みや痙攣が治まった可能性だってある。しかしながら、僕には何もできなかった。

その後、もう一度アメリカに渡った。

前回と同じくラスベガス。もはや観光するつもりなどなかった。これだけ短期間で何度も足を運ぶと、街の華やかさすらもつまらなく、哀しく感じた。初めて訪れたときの感動と比べたら、ここは本当に同じ街なのだろうかと疑うほどだ。

ただ、大麻が本当に痛みに効くのかを知りたかった。

前回から2カ月ほどの期間を空けてのラスベガスだったのだが、街の雰囲気が少し変わっていた。

メインの観光地であるストリップ通りでも、昼間から大麻の香りがちらほらしていたのだ。本来ネバダ州法により公共の場所での大麻喫煙は規制されているはずなのだが、路上でも大麻の喫煙をしている人が増えていた。

警察は大麻を喫煙している人たちを見ても咎める様子すらなかった。

大麻の喫煙は廃人を生み出すとの認識が崩れ始めた。

前回と同じ大麻販売店に向かいながら、さらに驚いた。物々しかった界隈も賑わっていた。それも不良のような連中ではなく、どこにでもいそうな老若男女で待合室は賑わっていた。

ガラス越しとはいえ、対応してくれた店員も、せわしいとはいえ以前より明るく対応してくれたように思えた。二度も同じ店に来る日本人が珍しかったのか、店員も僕のことを覚えていてくれたようだ。

セキュリティ通過後にスマホの翻訳機能を使いながら、以前よりも陶酔感が少ないものをお願いし、あえて前回使い切れなかったよりも多く、3種類の大麻を購入した。大麻の品種には、インディカ、サティバの二つの品種がある。さらに、その両方の特徴を持つハイブリッドも存在する。これらはお互いに掛け合わせる事も可能だ。

こうした掛け合わせにより、無限ともいえる品種が日々生み出されているようだ。そのため用途に応じて好みの品種を探すことができる。

ディスプレイゾーンでは他の患者や客もいるため、できればスマホを使うことは控えたほうがいいとのことだったが、店員の配慮で翻訳に使うことは許可をいただいた。

大麻に含まれる有名な成分としては、現時点で最も医療効果が期待されている

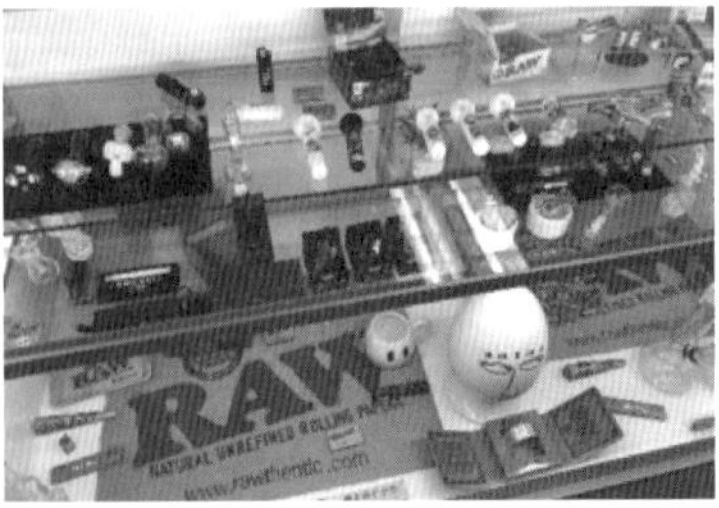
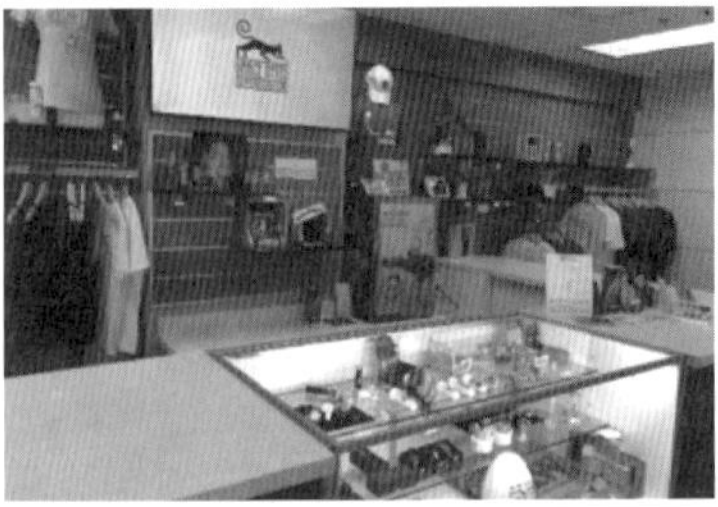
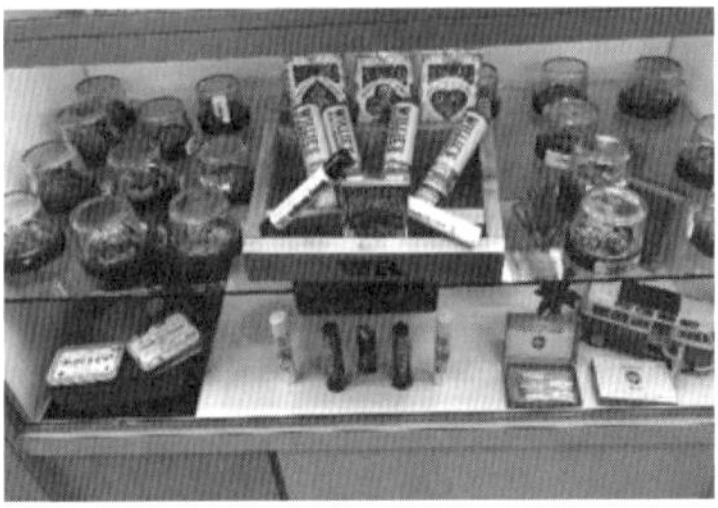

ラスベガスの大麻販売店の様子。
現地ではディスペンサリーと呼ばれる。
本文中に出てくる店舗は撮影許可が
下りなかったため、これらの写真は
別店舗である。左上の写真は大麻。
右上の写真が喫煙具。
多くの大麻販売店では、患者のニーズに
合わせた大麻を提供できるように
たくさんの種類の大麻商品を扱っている。

ＣＢＤのほかに、陶酔感を生み出すＴＨＣ（テトラヒドロカンナビノール tetrahydro cannabinol）という成分がある。ほかにもまだ研究が進んでいない少量の成分がかなりある。

どうやらこの中のＴＨＣに痛みを緩和してくれる作用があり、さらにＣＢＤにＴＨＣが生み出す陶酔感を抑える働きがあるようだった。そのため、ＣＢＤ含有量が多めの品種を購入することで余計な陶酔作用を極力減らして使用することもできる。つまり、酒に酔っぱらったような状態になりにくくもできるのだ。

大麻販売店の周辺はたくさんの人で賑わってはいたものの、ネバダ州法の規制により店の営業許可が取り消される可能性もあるとのことで、カバンの中に購入した大麻製品をしまうように言われた。また大麻販売店付近では喫煙をしないようにとの注意も受けた。

しかしながら、外に出て通りを一本挟むと、大麻タバコを喫煙しながら堂々と歩いている人もいた。しかし僕の場合は英語が不自由ということもあり、警察に声をかけられるとやり取りが面倒だった。

念のためホテルの外の灰皿があるところまで移動し、先ほど購入した大麻の１本を軽く2口ほど吸った。

数分と待たずに肩の激痛が治まり、痙攣も止まった。前回のようなフラフラする感じも少なく済むことができた。

これは間違いなくプラシーボ効果ではない。

大麻が痛みから僕を解放してくれたことを確信した。陶酔作用が少ない大麻製品を見つけることもできたため、昼間でも疼痛時に問題なく使えることも知ってしまった。

こんなことは知りたくなんてなかった。

規制されている全ての薬物は人をダメにするものであり、手を出したら最後、気が狂ったり、立ち直ることなどできないものであってほしかった。

大麻は、これほどまでに僕を苦しめ全てを奪った痛みを、信じられないほどに緩和してくれるにもかかわらず、離脱症状もなく使用できる。

陶酔作用があるからというだけで規制されているのだろうか？

それなら、なぜ陶酔作用がある大麻以外の危険な薬物を医師は処方できるのだろうか？

離脱症状のあることが抑止力となり、薬物乱用につながりにくいとでもいうのだろうか？

僕は日を追うごとに日本の医療への不信感を募らせていった。

後日、高校時代の友人の医師に僕の処方薬について尋ねてみた。
日本で処方されている薬は大麻よりも安全であるとの返答を期待していた。

友人は、

「薬物である以上デメリットもあることは当然じゃないか。」
と答えた。
さらに僕は、僕の年齢でそれほどの薬を飲み続けても大丈夫なのかと尋ねた。
友人は何も答えなかった。
僕はとにかく平穏に長生きをしたいんだ、と食い付いた。
少し間を空けて、
『痛みを我慢することで生じるストレス』も『薬を飲む』のと同程度に危険だよ。」
と返された。
これについては当然だと思った。薬で生じる陶酔感よりも、激痛を我慢しているときのほうが、人としての尊厳を失うほどに冷静さを奪うからだ。特につらいときなどは動くことさえ困難だし、人の話を聞ける余裕すら失われる。どんな薬を使ってでも痛みを抑えていたほうが、平静でいられることに薄々気づいてはいた。

つまり、まさに八方塞がりだ。

友人には大麻についても尋ねた。

「大麻はよくわからないな。」

医師なのにそんなわけがないだろう、としつこく聞いてみた。

「日本では大麻を使った薬を処方できないんだから、大学でもそこまでは教わらないよ。」

信じ難いことだ。僕は愕然とした。

「なんで麻薬がそんなに嫌なの？」

友人は僕に尋ねた。大麻は麻薬ではないのか？　このときに僕は医学上の麻薬について知ることとなった。

「麻薬は基本的にはケシから作られるよ。」

後に調べたところ、日本での麻薬の定義はかなり曖昧だった。医学上、法律上、一般的な会話で使う際にそれぞれの分類が異なるのだ。

日本国内で大麻について発表される論文は、大麻の有効成分を化学合成したものをもとに書かれるらしい。つまりは現状、日本では国内で栽培された大麻それ自体の医学研究論文は存在しないらしいことも知った。

法律が医学研究を阻害していた。

法律を変えるためには、日本の多くの人々が持っている大麻のイメージが変わらなければ前進は難しいだろうが、その土台すらできていない。議論を始めるための研究でさえも国内では行うことができないのだから当然だ。つまり、大麻についての医学研究が日本では禁止されているので解禁されることも難しいのだ。

この時点で僕の頭の中には「移住」という選択肢が生まれていた。外国籍を取って日本国籍を放棄すれば、痛みの緩和に大麻を使用したところで、誰からも咎められないだろうと。日本に住み続けるということは、医師が処方する「麻薬」であろうと、たとえ隠れて大麻を使用しようとも、薬物中毒者であるかのような扱いを受けるのだから……。激痛に耐えようと無理をすることで身体的、精神的悪影響があるというのにだ……。

悩みながらもネットで見つけた留学斡旋会社に連絡を取り、洗いざらい話した。この苦しみから逃れるためにアメリカに行きたいと伝えた。そのエージェントは何かを知っている様子で、僕の話に真剣に向き合ってくれた。

「それなら、アメリカではなくバンクーバーがお勧めです。」

と言った。

この本が出版される頃には、すでにカナダで嗜好用も含めた大麻の完全解禁がされているため、報道などで知っている人も多いだろう。だが当時の僕は、カナダにそのようなイメージを全く持っていなかった。

だからこそ驚いた。

「カナダは医学の先進国ですよ。」

エージェントは続けた。

ショックだった。

僕としては、こんな状況だからこそ疑いの目で見てはいたものの、日本はまだまだ世界で戦えるほどの先進国であり、医学研究も世界トップクラスだと過信していた。この分野においてもすでに、日本は世界から置いていかれているのだ……。

少し悩んだ様子でエージェントはさらに続けた。

「私の親族も体調不良を改善するために大麻をやっていますよ。」

その一言がどれほど重かったことか、どれほど救われたか、どれほど安心したか。

僕はその場でバンクーバーへの留学を申し込んだ。ただし、退院明け直後であり、そもそも体調が万全でないことから、僕を受け入れてくれる学校や住まいを見つけていただくのにも相当な苦労をかけたと思う。

いまでも心から感謝している。

先日まで入院していた病院にはカナダに行くとだけ伝えて、英文の診断書と紹介状を書いてもらった。病名は頸椎ヘルニア、腰椎ヘルニア、糖尿病だ。医師からは海外へ行くにしても経過観察をしたいとの要望を受け、3カ月後の予約をあらためて入れた。

渡航を間近に控えたある日、「NPO法人医療大麻を考える会」の前田さんから紹介したい人がいるとのことで呼び出された。「The High Class」というWEBサイトを運営しているメンバーの一人、カオルさんだ。前田さんは僕たちの世代を引き合わせることにより、新しい化学反応を期待しているようであった。僕にとっても彼との出会いはかなり大きかった。彼は高校卒業と同時に渡米し、アメリカで大学まで出ている。ネット社会にも順応して「現代を生きる」人だ。

僕と彼は年齢が近いということもありすぐに意気投合した。また、僕のほうが数年早く生まれているにもかかわらず、彼の大人びた言動や確固たる生き方に大きく人生観を変えられたと思う。海外に出れば彼のような感性を身に付けられる機会があるかもしれないという期待も膨らんだ。

当時の僕は大麻についてまだまだ未知だった。いくら僕の中での正当性をもってしても世間や友人から「麻薬に手を出した人間」と思われるのが怖かった。彼から依頼された取材にも顔出しはNGという条件で引き受けたが、彼はネット上にも堂々と顔を出して日本の大麻の認識は誤っていると唱えていた。彼の言っていることの正しさは、この先少しずつ時間をかけて認識していくこととなる。

だが当時はまだまだ大麻に対して懐疑的だった。

僕は日本の部屋を引き払わないままカナダへと飛んだ。

第2章

カナダ生活の始まり

1 シアトル経由、バンクーバー

カナダへの渡航便はポートランドとシアトル経由だった。格安航空券だといくつかの経由地が設定されることが少なくない。僕はあえてシアトルで1週間滞在してからカナダ入りすることにした。当時はネットを使ってもカナダやバンクーバーの大麻事情がよくわからなかった。また、留学当初は自分で部屋を借りることが難しいと考え、滞在先はホームステイを選んでいた。そのため少しは慣れたアメリカで大麻に対する耐性を付けておこうと思ったのだ。過去2回の渡米で、3日程度連続で使用しておけば、ある程度は陶酔感に慣れて変な酔い方をしなくなることを本能的に察知していたからだ。

成田からポートランドへの飛行機で隣席の日本人老紳士と仲良くなった。彼は国際的に活躍しているビジネスマンのようであり、様々な貴重な話を聞かせていただくことができた。30代に海外へ出ることで得られるだろう価値観など、これからの僕が進むべき道を示していただいたように思えた。
彼はアメリカ滞在が長いようであったため、現地での大麻事情についても少し話題にしてみた。ところが彼は大麻が解禁されていることさえ気にもとめていないようであった。

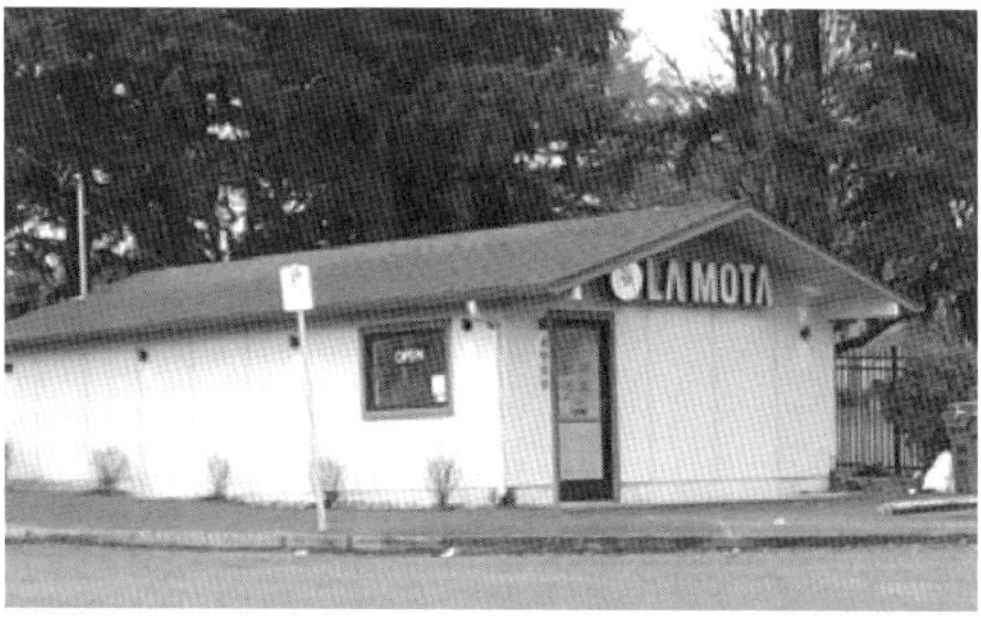

ポートランドの空港近くの大麻販売店。閑静な住宅街に
ひっそりと佇んでいた。ラスベガスほどの賑わいはなかったものの、
品数は豊富で店内も清潔に保たれていた。
ガードマンを置かなければならないかどうかは州法により異なるようで、
ポートランドではガードマンはいなかった。

ポートランドでは8時間ほどの待ち時間があったため、大麻販売店へ立ち寄ることにした。空港からモノレールで数駅のところに大麻販売店があった。ヒッピー風の装いの店員に少し驚いたのだが、話してみると物腰は柔らかく、大麻の種類や効果についていろいろ話してくれた。

その話の中で、もしかしたら痛みに効くかもしれないということで大麻入りのチョコレートを購入し、食べてみた。このチョコレートはＣＢＤのみを添加したものだったためか、もちろん陶酔感は出なかった。そして、やはり痛みは取れなかった。

空港に戻り、待ち時間を持て余していたところ、日本の航空会社の制服を着たＣＡを見かけたので、ポートランドのある米オレゴン州と目的地であるワシントン州ではどちらも嗜好用大麻まで合法化されているが、州を越えての持ち運びをしてよいか質問したところ、あっけらかんと、

「みんな車とかで持ち運びしてるから問題ないんじゃないですか？」

と返された。仕事でアメリカに行くことの多い人たちの間では、大麻の話題は特にタブー視されるものではないようだった。それなら先ほど購入しておけばよかったと少し後悔した。後に調べたところ、飛行機への大麻の持ち込みは、アメリカ国内でも連邦法と州法に矛盾があるため、はっきりしていないようだ。法的にはグレーのため、持ち込むことは避けたほうがいいだろう。しかし、執筆時点では持ち込み可能と明言している空港も出てきているので状況は刻々と変化しそうだ。

シアトルがあるワシントン州は僕が初めて訪れた北米大陸で、幼い頃の思い出がたくさんある。僕自身の記憶を定着させたいという意味でもシアトルは欠かせない場所であった。

ワシントン州は、前述のネバダ州と同様、嗜好用大麻も解禁されている。ワシントン州は他の州に先駆けて解禁されていたためか、ラスベガスほどの近代的なショップは少なかったように感じる。

空港近くの大麻販売店へ立ち寄った。今回は英文の診断書も持参していたため、前回以上に僕の症状に合う品種を購入することができた。また、予約していたホテルも喫煙可能な部屋であれば大麻を使用しても構わないとのことだった。

バンクーバーとシアトルは国境線こそ挟むものの、バスで3時間ほどで移動できる。大陸感覚ではほぼ隣町である。どうせこの辺りに住むことになるのだからと割り切って、到着から3日間ほどは観光すらしなかった。ホテルの部屋に引きこもって、ひたすらカナダの文化やバンクーバーの地理などを勉強していた。

決別した激痛の代わりに、大麻とともに。

この頃にはカナダで嗜好用大麻が解禁されるだろうとの調べもついていたと思う。カナダでは当時、医療目的のみの使用が許されており、医師の許可がないと法律上は大麻の購入はできなかった。

大麻の陶酔感は初めてのときこそ驚いたものの、この時点ではもう慣れきっていた。ある程度慣れてしまえば、フワフワするような陶酔感は使用直後から30分～1時間程度であることもわかった。

この陶酔感はわかりやすくいうとポンコツ状態であり、いくら合法な地域でも外に出て人と交流するのは恥ずかしい状態だった。また、陶酔感から元に戻っても、痛みや痙攣は短くて丸一日程度、調子がいいと数日間は治まる。

大麻の使用を数日間も空けてしまうと、大麻が体から抜けてしまうからか、その後使用した際に悪酔いしてしまうことが多かった。そのため、アメリカやカナダに滞在中は基本的に毎日、耐えられない疼痛が出てしまったとき以外は就寝前に使用した。

シアトル到着後、痛みのない快適な日々を取り戻し、3日目あたりからは大麻の悪酔いからも解放されて、少しだけダウンタウンをブラブラ観光することにした。

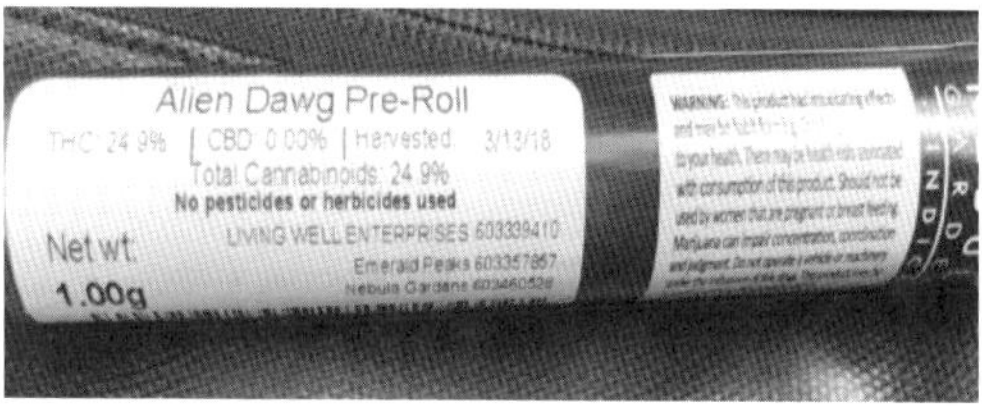

アメリカで一般的に売られている大麻タバコのパッケージ。
タバコ状に巻いてあるものは「プリロール」と呼ばれている。
このプリロールは0.5gから1g程度を1本のタバコとしている製品が多い。
品種、成分含有量、収穫日などが記載されている密閉性の高い
プラスチック容器に入っている。
このような容器を使えばそれほど強くは匂わない。

東京を彷彿とさせるような大都会だ。高いビルが連なり、様々な肌の色、髪の色をした人たちが行き交って街を活気づけている。初めてシアトルを訪れたのは僕が中学生の頃であり、引率の先生もいたため街歩きは制限されていた。あらためて金融街や日本企業が多く入るビルを見上げて、この先の人生における闘争心を奮い立たせた。

人生100年時代。30年の積み重ねなんて大したことはない。

いま生まれたばかりのつもりでゼロからやり直そ

うと。

アメリカでは文化の違いからか、街を歩いているだけでもかなりの頻度で声をかけられる。天気がどうのこうの、道はどっちだなどだ。黒髪の黄色人種の僕に対しても、なんの分け隔てもなく誰もが接してくれているように思えた。

ダウンタウンの金融ビルが連なる辺りの大麻販売店へ行った。解禁後、そこそこの年数がたっているため、ネバダ州のようなピリピリとした感じは皆無だった。さらにネバダ州よりもセキュリティが緩く、入口でＩＤを見せるとすぐにディスプレイゾーンに入れる。この店では土地柄もあってか観光客は少なく、高級スーツに身を包んだエリートサラリーマン風が多かった。

北米では日本とは異なり夕方には仕事を切り上げる人が多いようで、17時や18時にはそういった人たちでごった返す。まるで新橋でアルコールを求めて彷徨うサラリーマンだ。さらに大麻に対して危険を感じている様子も皆無だった。

聞き耳を立てていると、そういったサラリーマンらしき人たちは「よく眠れる品種」を購入する割合が多そうに見えた。

どうやら、定時に会社を出ることができるというだけではストレス社会からの解放も難しいようだ。

嗜好用大麻が解禁されているからといって、日本人は酒に溺れるような使い方を連想する人が多いようだが、実際のところ、現地の人たちは大麻に「癒やし」を求めているように見えた。大麻を使用して騒ぎ出すのは、もっぱら悪ふざけで手を出す観光客であるようだ。

大麻とはいったい何なのか、ますます謎が増えていった。

吸うまでの準備に手間取るためか、観光客はタバコ状の大麻を勧められることが多いが、合法地域の住人の多くはパイプなどの喫煙具を使うらしい。

タバコ状では量を多く消費してしまううえ、副流煙も発生してしまう。日常的に大麻を使用するならパイプなどの喫煙具を持っていたほうが経済的、かつ周りに迷惑も掛けないというわけだ。パイプを使用すれば大麻の量は米粒大で十分に痛みは取れる。

こういったことを店員から聞き、シアトルの大麻販売店でガラス製のきれいなパイプを購入した。その日からはホテルでも先日購入したタバコ状の大麻をほぐし、少しずつ使用することとなった。

パイプを使うことで使用量が減り、またしても購入した多くの大麻を破棄することになった。

アメリカ、カナダ間は嗜好目的、医療目的の差こそあれ、どちらも合法なのだが、大麻を所持して国境を越えることは違法行為にあたるらしかったからだ。

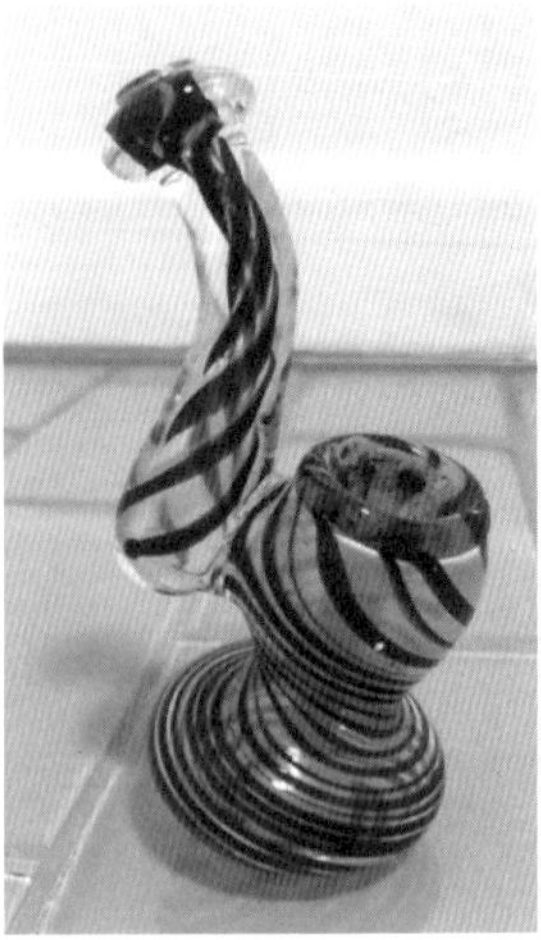
「バブラー」と呼ばれる喫煙具。
パイプ内に水を入れる構造となっている。
水に煙を通すことで喉への不快感を
減少させることができる。
また、大麻を乗せるくぼみに「スクリーン」
と呼ばれる網を使用することがある。
このような喫煙具はアメリカ、カナダともに
コンビニなどで気軽に手に入る。

これまで僕が破棄した大麻があれば、どれだけの人たちを僕と同じ病から救うことができたのだろう。

日本においても大麻の医療研究がもっと早くに解禁

されていれば、無駄になる量を購入する必要もなかっただろう。

バンクーバー国際空港まではシアトルのタコマ空港から1時間ほどで行くことができる。最終日、朝早めの便でバンクーバー入りした。

バンクーバーもかつてシアトルを訪問した際に来たことがあるが、そのときはフェリーで入国したためバンクーバー国際空港は初めだった。

空港の雰囲気もアメリカとはまるで異なっていた。

日本から来るとアメリカでも十分に多人種国家に見えるのだが、バンクーバーという街はそれをはるかに上回る。パッと見回す限りにおいても、その人たちがどこの国の出身なのか見当もつかない。話している言語もどこの国のものなのかさえ、さっぱりわからなかった。

近頃は減少傾向にあるらしいのだが、日本人は海外の人たちを見ると、とにかくアメリカ人だと思ってしまうようだ。まさに僕もそうで、西洋風の顔立ちをしていると誰もが英語を話すと思い込んでしまっていた。
カナダではそもそも公用語が英語とフランス語の2つである。これも日本で生活しているだけではなかなか実感が湧かなかった。ほとんどの店のメニューや陳列されている商品も2つの言語で記載されている。つまりカナダ国内においては、英語を第一母国語としない人も一定数いるため、英語を話さないカナダ人も存在するのだ。

ホームステイ先に行く前に、予め調べておいたドクターが待機している大麻販売店へ立ち寄り、診断書やいま服用している薬などを見せた。ドクターは驚いていた。英語では微妙なニュアンスがわからないが、とにかくこれほどの薬を服用し続けていると体や精神に悪影響なようだ。

想像はしていたが、あらためてはっきり言われると涙があふれた。
今の僕の症状が大麻だけで改善するかと尋ねたら、少し困った様子だったが、やはり大麻を使用することについてはドクターから許可をいただくことができた。

スマホの翻訳機能では医学的な専門用語が混じると翻訳しきれないようで、全ての会話を理解することはできなかった。

1回分の服用量や1日分の服用の頻度などを尋ねたら「好きなように」とのことだった。日本における文化とはギャップがありすぎて非常に困った。数回同じことを尋ねたら、少しだけイヤな顔をされた。

アメリカでは大麻を購入すると、防臭性の高い袋に入れて渡されていたが、バンクーバーでは簡単なチャック付きの袋に緑色の松ぼっくりのようなモノをそのまま入れて渡された。この緑色の松ぼっくりのようなものを「バッツ」というらしい。

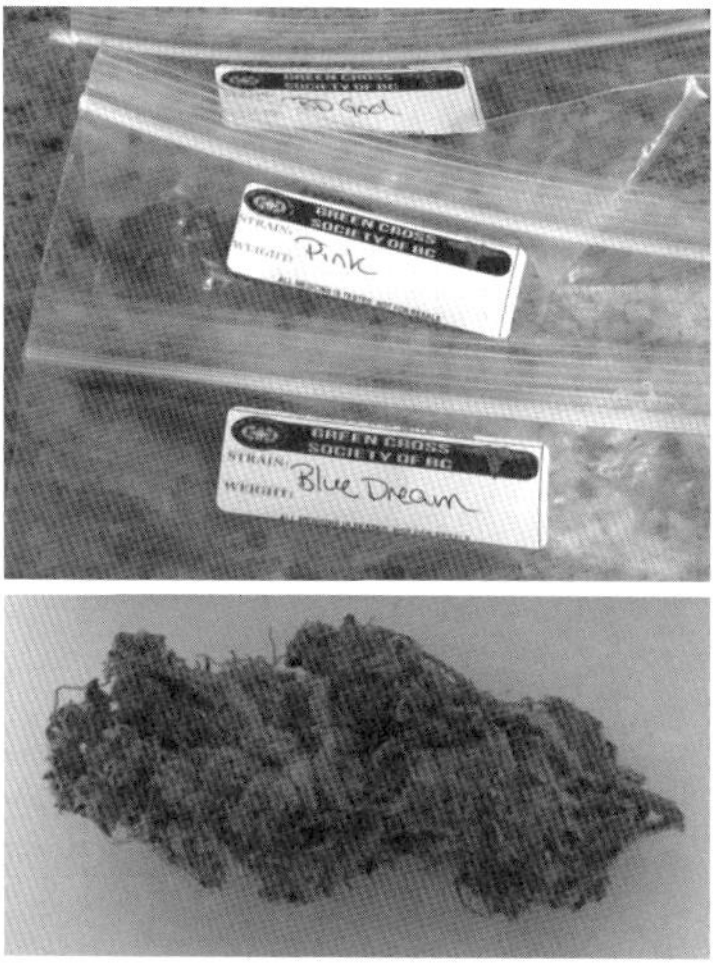

カナダで購入できるバッツの例。
アメリカと比較するとパッケージが簡素で、
成分表示もない(2018年当時)。
匂い漏れを防ぐため、予め密閉性の高い
容器を準備しておく必要がある。
下の写真は袋から出したバッズ。
状態は様々であり、見た目も品種ごとに個性がある。

アメリカ滞在の終盤には、

大麻タバコをほぐしてパイプに詰めて使用していたのだが、これからはこのバッツをちぎって吸引することとなった。

また、アメリカと比べて大麻に対する警戒感がまるで違ったことから、僕はカナダがかなり大麻フレンドリーだと思ってしまった。文化の差異を勘違いしてしまったことで、後に少々ややこしい問題を起こしてしまうことになる。

ホームステイ先に到着した。ホストファミリーのお母さんが出迎えてくれたが、彼女は英語が母国語ではないようで、これまで以上に意思疎通が困難になった。

スマホの翻訳機能で画面を見せたのだが、その画面を見ることさえ拒否されてしまった。

こうなるともうパニックである。

少しは英語を意識して勉強していたが、この留学は語学学習が第一の目的ではない僕にとって、落ち着くまでは生活さえできればよいと考えていた。そのため、ある程度スマホに頼ったコミュニケーションをするつもりでいたのだ。

後々のトラブルを防ぐために、とりあえず薬と大麻、診断書を見せた。彼女は大麻を指さして少し怒った様子で何かを言っていた。しかし例によって一言もわからない。文脈がわからないのではなく単語さえ聞き取れないのだ。

診断書を見てもらおうと必死になったが、なぜかそれも拒否された。

その後もめげずに説明した結果、なんとか大麻については理解してもらえたようで、使用するにしても外で使用するようにと言っていたと思う。もちろんそのつもりでいたため、この時点での大麻についてのいざこざはなんとか収拾できた。

そして病気やアレルギーなどはないからしき質問を再度された。そこでもう一度診断書を見せようとしたのだが、またしても拒否されてしまった。いま思うと、彼女はフランス語が母国語で、診断書のような専門用語を英語で理解することは難しかったのかもしれない。

なんとか糖尿病であることは伝えられたと思うが、糖質制限やカロリー制限などの情報は正しく伝えられなかったと思う。

僕はこの留学でホームステイは4回目だった。といっても一番直近でも10年以上前のことなのだが。過去の3回が3回ともホストファミリーに恵まれ、とても温かく接していただいていたし、滞在先で問題を起こしたこともなかった。そのためホームステイ先はおおよそ温かく迎え入れてもらえると思っていた。

しかし、これについてはエージェントから前もって注意を受けていた。

近年のバンクーバーでは、他国からの移民の増加により地価や物価が急激に上がっており、ホームステイの受け入れ先も国際交流ではなく、収入目的が第一になりつつあるらしい。

そのためビジネスライクなホストファミリーが多くなっており、アタリハズレがかなりあるようだ。

後に知り合うことになる語学学校の友人たちもホームステイ先でなんらかのトラブルを抱えている人が多かった。

そもそも英語をあまり話すことができないホストファミリーが多いようだった。さらに、東南アジアからの移民であるホストファミリーはフランス語は一切話せず、英語も片言である場合が多いようである。

ただし、僕のホストファミリーについては、僕にもかなりの問題があったため、ハズレだったかどうかについて僕が言及することではないと思う。先方からしたら、留学生としての僕がハズレだったことは間違いない。

これから留学を考える方たちの参考になればと思う。

僕のホストファミリー宅は両親と2人の子供の4人家族だった。下のほうはまだ大学生だったが、3人は働いていた。

そのため家族揃って食事をする機会は一度もなく、顔を合わせることも少なかった。これではコミュニケーションを取ることすらできず、会話の中で英語を学ぼうと思っていた僕にとっては打撃となった。

また、毎日ホームステイ宅で夕食を取ることについても、ホストファミリーのお母さんは不満だったようだ。経済的に厳しいからたまには外食をしてほしいという感じのことを何度か言われた。また、学校との契約があるらしく、僕の食事だけが手作りだった。他の家族はおおよそ外食だったため、いちいち作るのが面倒だったのだと思う。こちらにだって経済的な都合があるし、何よりも食事代はすでに支払済みだったのだ。日本ではあり得ないからこそ、このような要求をストレートに言われると、食事の権利を放棄したほうがよいのかと困ってしまうものだ。しかしこの点はさすがに譲れず、僕は自腹での外食を拒んだ。

ホームステイ先からの追放／2

ここで「薬物」について整理させていただこうと思う。日本では「麻薬＝ドラッグ」という認識が一般的であると思うが、これではややこしいため、法律上の区分におおよそ沿って説明したい。

あらためて言うほどのことでもないが、本書は決して薬物を推奨するものではない。また、本書を手に取っていただいた方だからこそ、違法薬物には絶対に手を出さないでほしい。

大麻以外の薬物については間違いなく人を破滅させるものがほとんどであるし、警察のお世話になることにもなる。

大麻についても、確かに合法国において必要な手続きを踏めば警察のお世話にはなりにくいかもしれないが（2019年9月現在でも諸説ある）、現状、日本においてはたとえ身近にあったとしても手を出さないでいただきたいと願っている。

だからこそ今一度、大麻について考えていただきたい。

日本において嗜好目的で使われるだろう薬物は、大きく「あへん法」「覚せい剤取締法」「大麻取締法」によって規制されている。他にも規制されている薬物は山ほどあるので、本書においてはその他を「向精神薬」と呼ぶことにする。

あへん、覚せい剤、大麻は同類のものと認識されがちだが、それぞれ原料とする植物が異なる。

あへんはケシから、覚せい剤はその一部が麻黄から製造され、大麻は大麻草を乾燥させただけの植物だ。

ケシからはあへん、そのあへんをさらに精製、加工することで、モルヒネやヘロインといった麻薬などが作られる。これらケシを材料とするものを総称して一般的に

「オピオイド」または「オピエート」と呼んでいる。海外では成分名として単に「モルヒネ」と呼ぶこともある。ヘロインはあまりにも危険なため、日本やアメリカでは医学会からも追放されているようだ。本書ではケシから作られた薬を総称して「オピオイド系」と呼ぶことにする。

右記のように麻黄から覚せい剤を作ることができるが、ほかの物質から作られることもあるため、必ずしも覚せい剤が麻黄からだけで作られるというわけではないようだ。さらに、コーヒーなどに含まれるカフェインも覚せい剤の一種と捉えられる場合もある。

右記薬物の中では、大麻だけが医師の判断であっても日本国内では処方されない。

全てというわけではないが、日本では大麻以外の麻薬に類する薬物は必要があれば医師から処方されることもある。ただし処方される時点で薬物名ではなく、製薬会社の商品名や物質名の名前が付されているため、処方された時点でどの薬物なのかを自分自身で調べなければ判明しないだろう。

ただし、本当に危険がある薬物を処方される際は、医師や薬剤師から相応の説明があるはずなので、僕ほどには警戒しなくてもいいと考えている。

冒頭に述べたように僕のヘルニアに対し初めに処方されたのは、ケシから作られるオピオイド系の薬だ。その後に処方された新薬は、本書の定義に沿えば向精神薬にあたることとなる。これはオピオイド系とは異なるとされているが、かなり依存性があるため、突然の断薬は危険とのことだった。そのため、カナダでは日本で処方される上限の量を服用し続けていた。

本書ではオピオイド系の薬はとにかく怖いという論調で話を進めている。確かに僕はオピオイドが怖いと思うし、実際の中毒症状も決して見逃してはならないと思っている。かなり注意が必要な危険な薬物であることは世界の共通認識だ。だが、オピオイド系の薬は医学上、最大と言ってもいいほどの大発見だったというのもまた事実である。

西洋医学の中でオピオイドの研究がなされなければ、現在ほどの発展はあり得なかったという説もある。あへんからモルヒネの分離が成功したことで、痛みを最大限に抑えての外科手術が可能となったらしい。

あへんからのモルヒネの分離自体は１８０４年に成功しているのだが、注射器の技術が確立する１８５３年頃から急速に発展することとなったようだ。

モルヒネが開発される前までは麻酔なしに、足や腕を切断することがあったようだ。医師は患者を数人がかりで押さえつけて手術をしていたらしい。モルヒネが使われるようになると、負傷した患者を痛みから解放したうえで落ち着かせて手術ができるようになった。

一時、モルヒネは神の薬といわれるほどまでに賞賛されたようだ。

南北戦争では負傷した兵士たちが、痛みから逃れるためにモルヒネを常用した。その結果、アメリカではオピオイド中毒者で溢れかえるようになった。

余談ではあるが、モルヒネが規制される前のアメリカでは、最も危険なドラッグはアルコールであるといわれていた時代もある。

その名残かどうかは不明だが、ヨーロッパやアメリカに行くと、日本で普通に行われているようなお酒の飲み方は「恥ずべき行為」であるという認識が一般的であるようだ。彼らは飲んでもビール1、2杯程度でやめる人が圧倒的に多い。

日本を訪れる観光客たちは、夜の泥酔したサラリーマンたちを見て「ドラッグ中毒者」だと言う人もいる。

その後、ドイツでの医学研究であへんからヘロインが開発された。当初はモルヒネ同様に痛みを抑える効果や咳を止める効果に対して使われていたのだが、恩恵よりも害のほうがはるかに大きいことはわからなかったようだ。後にヘロインは肝臓で代謝されることによりモルヒネへと変化することが判明した。

これが判明する以前は、モルヒネ中毒の治療にもヘロインを使用した時代があったようだ。

しかしモルヒネよりも恐ろしい中毒性があることがわかり、当然、規制の対象となった。

こうした過程で、大麻には陶酔作用があるものの、麻酔として使うこともできず、特に医学上有用ではないとの観点から規制されてしまったようだ。

大麻はエントリードラッグなどと呼ばれることもあるが、僕にとっては真逆、エグジットメディシンだった。

語学学校の授業が始まった。

ここでは初日にテストと面談が行われてクラス分けされる。僕は順当にかなり低いレベルのクラスに行くことになった。授業は翌日からだった。

クラス分けには、各国の学生たちの特徴や性格などが表れやすいようだ。

どこの語学学校へ行ってもこの状況は大して変わらないと聞いたが、レベルの低いクラスには日本人がとにかく多いらしい。クラスに他の国の人が交じっていたとしても、彼らの多くはすぐに日本人を追い越していく。

そうなるとそのクラスの日本人留学生たちは日本人同士でつるみだし、大して成績を伸ばすことなく帰国することとなる。

短期間の留学生ほど開き直って、数週間の観光をして帰ってしまう学生が多いように見えた。

もちろん正しい方向を見つけて上のクラスに進んでいく日本人もいるが、割合としては少数なように感じた。

優秀な人は留学前に日本でできることをきちんとやってから来ているため、初めから中級以上にいることが多い。

僕は、そんな日本人の中でも一風変わった方向で堕落していくこととなる。


初のクラス分けでは下から3番目程度のクラスで、日本人の割合は6〜7割といったところだったと記憶している。

普通ならこれから起こるだろう外国でのワクワクに胸を躍らせるだろう。僕は真逆だった。ここまで日本人が多いことに怯えていた。なんといっても僕のカバンにはあの悪名高き大麻が入っているのだ。
同じクラスの学生たちはおおよそかなり若く、僕の影響で奈落の底に落ちる可能性すらある。少なくとも僕はそんなことを望んでいない。

授業が始まってからしばらくは、授業が終わり次第自宅に帰っていた。

毎日がルーティンだった。
同じ時間に学校へ着き、同じ時間に毎日同じメニューのランチを食べた。
同じ時間に授業を終え、同じ時間にホームステイ宅へ帰った。
同じ散歩ルートで運動をし、同じ時間に夕食を食べ、同じ時間に大麻を使用した。
そして、同じ時間に就寝した。

痛みを懐かしくさえ感じた。

この環境には1カ月もたたずに飽きてしまった。

それなりに話す友人もできて、何度か誘われて遊びや食事にも行ったし、数人には大麻のこともバレた。

だがやはり、それ以上は仲良くなりたくなかった。

いや、仲良くなるべきではないと考えていた。

だからこそ孤独と戦い続けた。

この時点では……。

前述したように、僕は基本的に落ち着きがない。

そもそも同じ職場に通い続けるような社会人生活に耐えられないことを僕自身わかっていた。だからこそクライアント先に出向くなどして変化が多いうえに、かなり多忙といわれる事業再生コンサルタントを職業として選んだ。その後、公認会計士を目指して監査法人に行きたかったのも同様の理由だ。

そんな僕がまさか、こんなただただただひたすら同じことを繰り返すような生活を送ることになるとは……。

要はホームシックだ。

バンクーバーではあまり雪が降らない。地図上ではバンクーバーはかなり北にあるため、冬は白銀の世界が広がると思っていた。しかし、たまに気温が下がって雪がちらつくことがあっても、ほとんど積もらないのだ。冬場は雨ばかりだ。毎日のようにやまない雨に打たれながら、ひたすら人生を考える日々を送っていた。

それなりに限界を感じたときに、幸か不幸か事件が起きた。

学校の昼休みに常駐の日本人アシスタントに呼び出された。

「申し訳ないんだけど、
今日であなたはホームステイ先から出てもらうことになりました。
学校の寮が空いてるから、そっちに移ってちょうだい。」

僕は突然のことで意味がわからなかった。なぜ急に!? しかもまだホームステイ期間は残っている。さらにホームステイ宅は3食付きだったが、寮では食事が付かない。資金的にも厳しかった。

「ホストファミリーのお母さんが、
あなたのタバコの臭いがイヤなんだって。」

僕はタバコを吸う。数日前には部屋に「smoking smell」がするといって注意されていた。日本から持ち込んだ電子タバコを切らしてしまい、普通のタバコを吸い出してしまった頃だった。

だがもちろん僕は部屋の中では吸っていない。ホストファミリーの息子さんが玄関先で吸っていたにもかかわらず、僕だけ敷地内から出て吸うように言われていた。ほかにもまだまだ不満はあった。

僕はこの間に起きた不満を、その日本人アシスタントにぶつけた。

アシスタントは到着日から僕のことを常に気遣ってくれていた。このときもホストファミリーの対応にきちんとクレームを言わなければならないと学校の責任者に怒鳴り込みに行ってくれた。

アシスタントと責任者が話しているのを聞いていて僕は気になることがあった。

アシスタントが「タバコの臭い」と言っているのに対し、責任者は「煙の臭い」と言っていたのだ。一通り落ち着いた頃に僕は責任者に煙の臭いとは何の臭いなのかを聞きに行ったところ、

「……Merry Jane」

と小さな声でつぶやいた。

メリージェーンとは大麻の隠語だ。この責任者も僕が体調管理のために大麻を使用していることはもちろん知っていた。それもあって様々な事情を勘案して遠回しに言ってくれていたのだ。これについてはアシスタントも気がつかなかったようだ。

ただし、大麻に関しても、もちろん部屋では使用していない。さらに大麻を使用するときは少しだけ気を使って散歩の帰り道の人気の少ない所で使用するようにしていた。だが、大麻は持っているだけでもかなり香りがキツい。たとえ部屋で火を付けなくとも臭いはある程度出てしまう。

大麻の匂いに関してはホストファミリーは初めから我慢してくれていたのだが、さらにタバコまで吸い出してしまったものだから、堪忍袋の緒が切れたのだろう。

僕はアシスタントに謝りに行った。

アシスタントも、僕が決してふざけて大麻を使用しているわけではないことを知っていたし、ホストファミリーもそれを知っていたのだから、それを理由に追い出すのはなおのことおかしいし、僕に謝る必要はないと言ってくれた。

しかしながら僕自身、現状の環境に変化を求めていたため、結局ホームステイから学校の寮へ移ることにした。

バンクーバーには北米大陸で最低レベルと呼ばれるスラム街がある。そこはオピオイド系の薬物、多くはモルヒネやヘロインによって中毒を起こしてしまった人たちの溜まり場になっている。彼らはゾンビのように徘徊し、日に数回、自分の腕に注射針を刺す。

彼らはその場に固まったり倒れたりして、クスリが切れるまでどこか別の世界へ飛んでいってしまっている。そしてクスリが切れると、オピオイドを求めてまたゾンビのように徘徊する。

ひたすらそれを繰り返す集団だ。

異様な雰囲気というだけでは、この恐ろしさばかりは伝わらないだろう。

恐ろしいことにオピオイド系は中毒を起こすと、クスリを中断することで死に至ることもあるらしい。本当に「クスリやめますか？ 人間やめますか？」の世界だ。しかし、自らそこに飛び込んだ一部の物好きな人を除き、大半が病院によってつくり出された中毒者なのだそうだ。それを知ったボランティアたちがオピオイド系の薬を中毒者に配っている。そして、このスラム街はまたゾンビを生み出している。

アメリカでも同様にオピオイド系の薬は大変な社会問題となっているようだ。ゾンビ化しているであろうオピオイド系中毒者数は、２０１６年時点で約１９０万人。オーバードーズによる死亡者数は１９９９年から２０１４年までで16万人以上に上るそうだ。

オピオイド系の薬はゾンビ化までいかなかった場合でも、恐ろしいまでの常習性がある。オピオイド系の一つである「あへん」に至っては、その中毒性で戦争までをも起こしてしまったというのはご存じのことと思う。

日本ではオピオイド系はよほどでない限り処方されないうえ、きちんと服用量も管理されているため、ひどい中毒になる人は少ないと聞いている。しかし、人目に触れないだけで中毒者がゼロということはない。

僕の手元にあったのは、間違いなくこの集団を生み出す原因となるオピオイド系の薬だ。もしも僕が日本で痛みに耐えきれずにオピオイド系を飲み続けて、それでも効かないからとオーバードーズしていた可能性を考えると鳥肌が立つ。なにせ激痛が起きた当初、市販の鎮痛薬ではあるものの、その激痛に耐え切れず通常の2倍服用してしまったのだから……。

アメリカやカナダではこのオピオイド中毒が増えすぎることを危惧し、オピオイド系ほど強力ではないが同じような鎮痛効果を持つことを大麻に期待したことも、世界的に解禁されだしていることの理由の一つだ。

アメリカの大半の州やカナダにおいては現在、鎮痛薬として患者が何らかの薬を必要としたとき、大麻が効くようであれば、通常オピオイド系の薬は処方されなくなってきているようだ。

大麻についても、中毒という言葉を日本ではよく聞く。

中毒とは何なのだろうか？

依存性だけのことを指すとしたら、確かに大麻にも軽い依存性はあるらしい。だが、一般的に大麻の依存性はカフェイン程度といわれており、さらに肉体依存はほぼなく、精神依存がほとんどらしい。

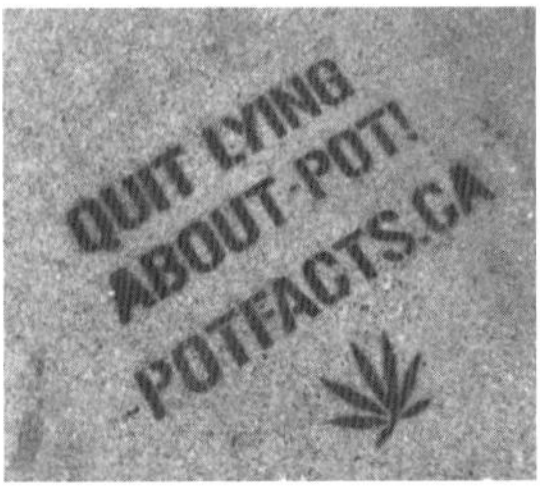

僕個人の意見や周りで聞く限りだと、この程度の依存性があることは確かなようだ。

本当に恐ろしい中毒とは、オピオイド系の薬や覚せい剤のように、人体や精神を壊してしまうものではないのだろうか？

僕の知る限り、大麻のオーバードーズで死亡に至ったケースはまだ、世界中を見回しても1例も見つからない。

3／強引な韓国人女学生と420イベント

ホームステイから寮に移るまでの期間についていえば、日本で処方された薬のうち、急にやめることは危険だといわれていた神経痛に効く新薬と糖尿病薬以外は、飲む必要がなくなっていた。さらに右記新薬も、日本における上限の処方量の半分以下まで減らすことができていた。

痛み止めテープもほとんど使うことがなかった。バンクーバーでは日光に負けてかぶれる心配などすることもなかった。

過去2回の渡米では、本当に大麻で僕の痛みがなくなるかどうかは確信できなかった。しかし、バンクーバーに住み始めて数週間、現地の医師や大麻販売店のスタッフとのやり取りの中で、大麻には間違いなく鎮痛効果があると何度も聞いていた。僕の痛みは精神的なものではなく、大麻治療で効果が出ていることは確信となっていた。

当時バンクーバーには大麻販売店がコンビニよりも多かったらしい。ただし、そこには国の認可がないお店もあったようだ。本書執筆時点では、カナダは嗜好用大麻の解禁に伴い大麻販売店に新たなライセンスを出すことで、違法状態の大麻販売店に対する取り締まりを厳しくしたようなので安心して購入しやすくなっている。

当時、違法状態の大麻販売店では年齢確認を簡単にする程度で、医師の診断書の確認すらしない店も数軒あった。そのため観光客も簡単に買うことができてしまっていたようだ。

そもそもアジアの一部を除き、世界では大麻に寛容な国がほとんどだ。カナダでも違法販売をしている程度では、日本のように即座に検挙されたり、報道にさらされることもないらしい。

アメリカやカナダでは水面下で大麻が蔓延した結果、手がつけられなくなり、やむなく解禁したという報道が日本では多いようだ。なぜ医療効果については取り上げないのだろう？

国家間での規制の違いや医学利用に対する見解の違いは想像以上に大きかった。医学的な研究に基づく根拠が少しずつ揃ってきたにもかかわらず、日本においてそれらが正しく報道されないことなど、納得いかないことが多すぎる。

確かにカナダでは嗜好用大麻解禁前から、大麻に対しての寛容さは異常ともいえるほどすさまじかった。日本とのギャップがありすぎて、僕自身カナダでの大麻に関する考え方を即座に受け入れることができなかったほどだ。

僕は英語の勉強そっちのけで大麻の規制や報道の矛盾を調べ始めた。大麻の使用自体ではなく、大麻の歴史の探究にどんどんハマっていった。

もはや痛みは終日全くなく、食後の血糖値も落ち着いていた。連日の大麻使用で完全に慣れたのか、陶酔感もほぼ感じなくなっていた。

大麻の謎さえ解くことができれば、もしくは僕の病が完治さえすれば、僕は日本に帰ることができる。そうなれば日本で働くこともできる。英語の勉強より優先させるだけの価値があった。

つまりは、やはり日本に帰りたい。
日本のほうが住み心地がいい。
日本のほうが楽しい。
日本の友人に会いたい。
ホームシックの極みだ。
誰が好きこのんで自分の故郷を捨てるというのだ。
こうなったら意地だ。なんとしてでも大麻の謎を解いてやる！と意気込んだ。
一昔前だとできなかったことだが、科学技術の発展によりバンクーバーにいながらでもスマホやタブレットで日本の情報はいくらでも手に入る。

この頃から語学学校の授業をサボりがちになり、時間を見つけては書籍や動画サイトで徹底的に大麻の知識を詰め込み始めた。

少し先の未来、日本で受ける検査結果が明るいものであると信じて。

いつか先の未来、微力ながらも日本に貢献できるように。


学校の寮に移ってから生活がガラリと変わった。学校側の配慮で本来2人用の大きな部屋を一人で使わせていただいた。寮であるからには大勢の学生がいる。ちょうど春休みの時季だったので、寮に残っていたのは日本人と韓国人がほとんどだった。

当時、韓国では日本、いやそれ以上に大麻の規制が厳しかったようだ。日本の法律では大麻の「使用」についてだけは規制していない。しかし、韓国は使用についても規制しているようだった。

学校の日本人アシスタントからは、念のため大麻を使用するときは見つからないようにと注意を受けていた。しかし、寮に常駐する管理人からは寮のテラスの喫煙所で構わないと言われていた。

幸い僕が入居したときには僕以外の喫煙者が一人もいなかったため、状況に応じてコソコソとテラスでも大麻を使用していた。入居後しばらくは寮ですらほかの学生とは関わらないようにしていた。

たくさんの人たちが住む寮だったが、日本人のシャイなイメージを逆手に取って、またしても自分の部屋から出ないように引きこもっていた。

ところがある日、僕がいつもどおり就寝前に喫煙所に向かおうとしたら、一人のスイス人学生が話しかけてきた。

「テラスに行くんだろ？
一緒に行こうよ！」

僕は戸惑った。確かにタバコも吸うが、就寝前ということもあり、大麻も吸いたかった。そもそも彼がタバコを吸うのを見たことがなかった。一服だけ付き合って、一度部屋に戻ろうかと悩んでいたら、

「キミが何を持っているか知ってるよ。一緒に行こうよ！　いいだろ？」

彼は言った。つまりはバレていた……。

世界的には大麻は違法ドラッグであるという認識だったため、念のため危ないからダメだと言った。それを聞いた彼は大笑いしながら、

「大麻が危ない⁉　そんなことはないってことは毎日大麻を吸っているキミが一番知ってるだろ⁉　いいから行こうよ！」

このときに初めて他人と一緒に大麻を吸うことになった。
大麻のバッツをほぐし、パイプに少しだけ詰めた。彼は普段タバコ状でしか吸わないらしく、パイプの使い方を教えるのに苦労した。

彼は軽く一口吸ったところで言った。

「カナダの大麻は強いよね。
たくさんは必要ないな。」

僕の調べでは、当時スイスはまだ大麻を解禁していないはずだった。それを確認したところ、

「法律では禁止だよ。
でもそこら辺に自然に生えてるから、みんな勝手に吸ってるよ。
最近だとタバコに少しだけ大麻を混ぜたものも普通のお店で売っているよ。」

開いた口が塞がらなかった。

一口に法律を守るといっても、国によって捉え方が違うものなのかと。やはり日本人の規律正しく法令を遵守し、秩序だった生活を送ることができる国民性は世界的に誇れる文化なのだ。

彼はそれから5分とたたず、

「今日は良く眠れそうだよ。ありがとう。」

と言って自分の部屋へ戻っていった。

彼とはこの後テラスで何度か話すようになった。しかし、まだまだ僕の語学力は足りなかった。聞きたいことは山ほどある。さらに彼の人間性にも惹かれて、この場限りの付き合いで終わりにはしたくなかった。

だが、彼も語学留学生である。

程なくして帰国してしまった。

だが彼は、今でもこれからも、僕に初めてできたスイス人の大親友だ。

語学学校では滞在期間も人それぞれで、とにかく出会いと別れの連続だ。波のように寄せては返す出会いと別れの繰り返しに耐えきれず心が折れてしまう人も少なくない。

孤独な外国でどれだけ仲良くなろうとも、彼らはすぐに遠くへ行ってしまうのだから……。

僕は寂しさを紛らわすため、この頃から徐々にSNSの交換くらいはするようになっていた。

時は少しさかのぼり、僕が学校の寮に移動してから1週間ほど過ぎた頃の話だ。僕は部屋で例のごとくタブレットで大麻についての猛勉強をしていた。すると借金の取り立てでもするかのようなすさまじいノックの音がイヤホン越しに届いた。

とりあえず返事をしドアに向かう途中で突然ドアが開いた。

部屋には鍵がなかったため簡単なつっかえ棒をしていたのだが、それも壊れて吹き飛んだ。

見知らぬアジア系の女性が笑顔で室内を見回している。怯える僕の様子を気にする様子もなく、

「ライター‼持ってるんでしょ⁉早く‼
中国の乗り換えでライターを没収された‼
3日もタバコを吸ってないの‼
この気持ち、わかるでしょ‼
あなたがライターを持っていることは管理人から聞いた‼」

女性は片言の英語でまくし立てた。

とりあえずニコチン切れの極みであることは容易に想像できたし、僕も一喫煙者として、そのイライラはわからなくもない。不安要素が強かったが、とりあえずタバコを付き合うことにした。

テラスでタバコに火を付けると、彼女はまたしてもまくし立てた。

「あなた日本人でしょ！

見ればわかる！
シャイだし弱そう!!
私は日本なんか大嫌い!!
ファックアベ!!
韓国の気持ち考えなさい!!」

彼女は韓国人だということに初めて気づいた。韓国の歴史や情勢に疎かった僕は、彼女のライターを貸せからの流れにどう対応したらいいのかわからないでいた。僕は日本人らしく（？）ソーリーと一言彼女に返した。だけどそれも地雷だったようで、

「日本人はそうやってすぐ謝る！
腹立つ!!
スミマセンスミマセンばっかり！
自分の意見をなぜ言わないの？」

関わりたくない……心の底から思った。

ただただ困って黙っている僕に、さらに彼女は続けた。

「タバコおいしい‼
生き返った‼
ありがとう‼
私は今バンクーバーに着いたばかりで何も知らないの。
祭りとか知らない？
遊ぶ場所も教えて！」

祭りといえば、ちょうど調べていたのが４２０だ。世界中のいたるところで４月20日に大麻の大規模なイベントがある。この日は世界各国で大麻に関する催しが行われている。バンクーバーは４２０イベントの発祥の地であるらしく、ほかの地域よりも盛り上がるのだそうだ。とりわけこの年は嗜好目的の大麻の解禁を控えている。普段よりも盛り上がることは必至だった。

それ以外の祭りについては、特に興味がなかったため何も知らなかった。僕はその祭りがあることと、韓国人は行くのをやめたほうがいいことを伝えるべきか、少し悩んだ。
この祭りは、現地警察監視の下、会場での喫煙が黙認される。つまりは恐ろしく煙たいことが想像できた。韓国では大麻の使用に関しても必要があれば血液検査や毛髪検査もされて逮捕されてしまうらしい。つまりは、会場に近寄るだけでも副流煙によって体内に大麻の成分を取り込んでしまうため、違法となる恐れがあるのだ。

僕は祭りに関しては知っているけど、キミは行くことができないと伝えた。

「何それ!?
面白そう！
大麻は怖いけどね！
でも気になるから予定は空けといて!!」

そう言い放つと、彼女は僕の返事も待たずに自分の部屋へ戻っていった。

この時期は、語学学校の中でも４２０の話題がよく出る。アジア系の学生たちは大麻と聞くだけで、怖い、危ない、気が狂うと連呼する。だが先生によっては４２０もカナダの文化の一つなんだから、使用せずとも見る価値はあると言う。クラスでそのやり取りを聞く南米やヨーロッパ出身の学生たちは、そんなに警戒するなと大笑いする。

各国間の大麻に対する認識の違いについては、語学学校の先生たちですら興味津々だ。もちろん自分自身の国のルールは守らなければならないと注意喚起したうえでの話だ。

僕にとって、４２０は大麻の謎に一歩近づける大きなチャンスだった。もしかしたら何かわかるかもしれない。

４２０が近づいたある日、前述の韓国人女性が言った。

「あなたはダメだと言ったけど、
韓国人の友たちに聞いたら、
420に行くだけなら大丈夫だって！
約束忘れてないよね？」

僕はその韓国人の友達と行くように促した。

「私はあなたと約束したの。
日本のことは大っ嫌いだけど、あなたのことは大丈夫！
日本人は私たちと同じで約束は守るでしょ？」

「約束」は韓国語でも発音が日本語とほとんど同じだ。その分、約束という文化も日本と近いものがあるのだろう。確かに日本でも約束を守れない人は信用を失うし、僕も「約束」と言われると気が重かった。嫌な予感はしたものの、何より彼女に逆らうのが面倒だったということもあり、ほかの友人も交えて一緒に行くことにした。

待ちに待った420。昼頃に会場に到着すると、案の定すでにかなり遠くからでも大麻の香りが漂ってきた。

想像以上に規模が大きく、屋台も無数に出ていた。来場者数も1万人を超える予想だった。

屋台を見て回ると、そのほぼ全てが大麻関連だった。大麻の苗もあった。実はこれまで僕が見たり手に入れたりした大麻は、タバコ状にしてあるか、花の部分であるバッツのみだった。シンボルマークとしてよく使われる大麻の葉の実物は見たことがなかった。

初めて見た植物としての大麻に少し感動した。これさえ規制されていなければ、僕の痛みは日本の中だけで解決できたのだ。さらに大麻は植物そのものだという実感も湧いた。普段購入するバッツだけでは、このような実感はなかなか湧かないものだ。

そんな思いで歩いていたところ、僕のイヤな予感は的中した。

「大麻ばっかり！
飽きた！
おいしいもの食べたい！
違うところに行こう！」

僕たちは会場近くのサムギョプサル店に移動した。だが420のハイライトは、会場に集まった数万人余りが4時20分に一斉に大麻タバコに火を付けることだった。こ

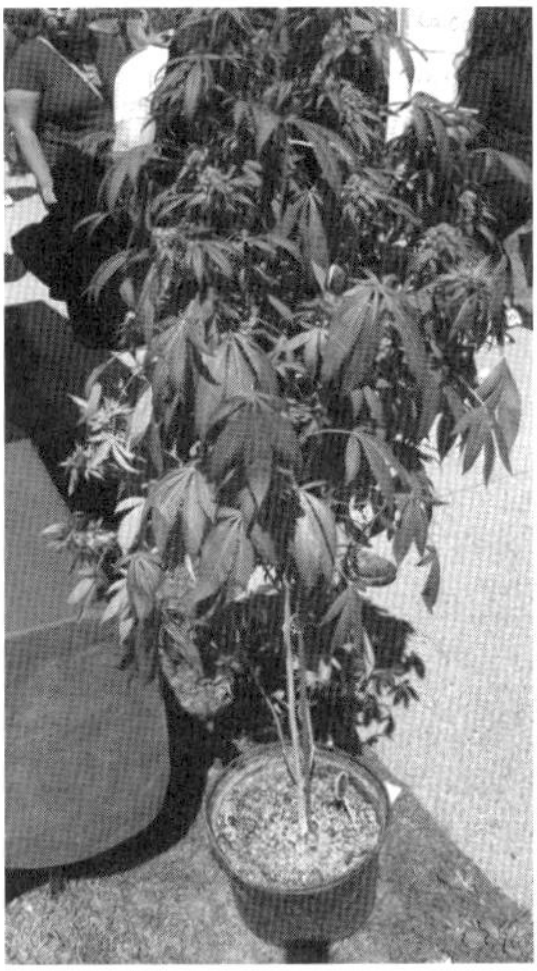

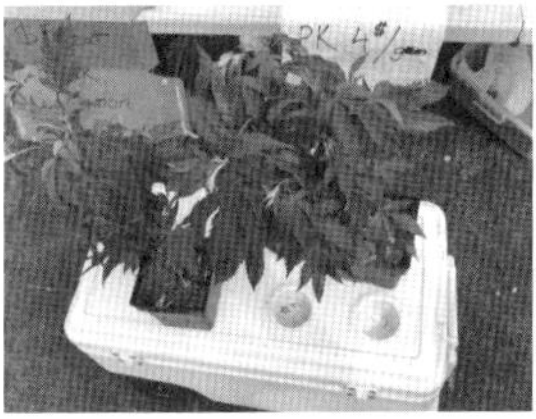

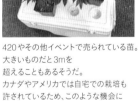

420やその他イベントで売られている苗。
大きいものだと3mを
超えることもあるそうだ。
カナダやアメリカでは自宅での栽培も
許されているため、このような機会に
種やクローンを購入することができる。

の瞬間に会場の対岸からでも一気に煙が上がるのが見えるほどすごいそうだ。大麻解禁の運動をしてきた人たちの、嗜好目的の大麻の解禁を間近に控えたこの年のスピーチも聞きたかったのだ。

とりあえずは腹ごしらえを長々と済ませた。

僕はなんとか4時20分前までに会場に戻ることができた。スピーチは聞き逃したが、4時20分の瞬間の写真はなんとかスマホに収めることができた。そして、僕もその祭りの一員となった。

これだけの規模で副流煙もあると、僕も久々に酔ってしまった。だが以前のように転んだりすることもなく、意識を保ったまま帰宅できた。

420の会場では語学学校の友人とも遭遇した。

「これから就活があるから大麻は吸えないんだ。
本当は好きなんだけどね。
メキシコでは就活のときにドラッグ検査があるから
いま吸ったら就職できなくなっちゃうよ。」

と前日に言っていたメキシコ人学生とか、前述の韓国人の学生たちもそうなのだが、副流煙は大丈夫だったのだろうか？　タバコだろうと大麻だろうと煙は煙だ。主流煙

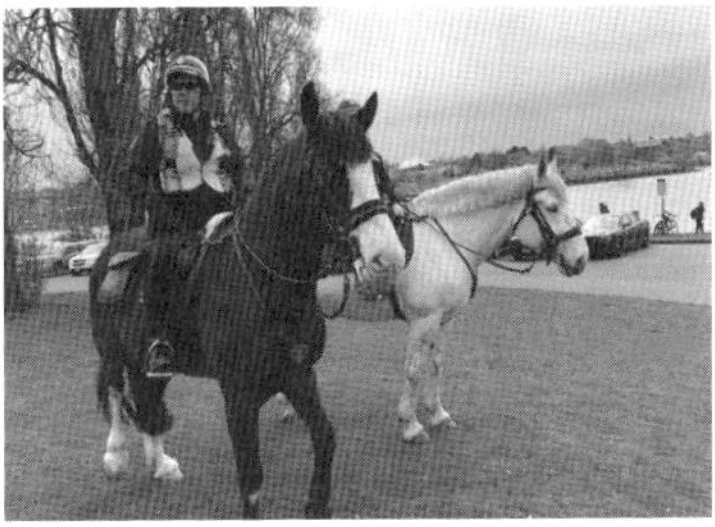

420会場付近の現地警察の様子。
大麻の取り締まりではなく、あくまで
治安維持のためにいたようだ。
当時カナダでは医療目的の大麻だけが合法だった。

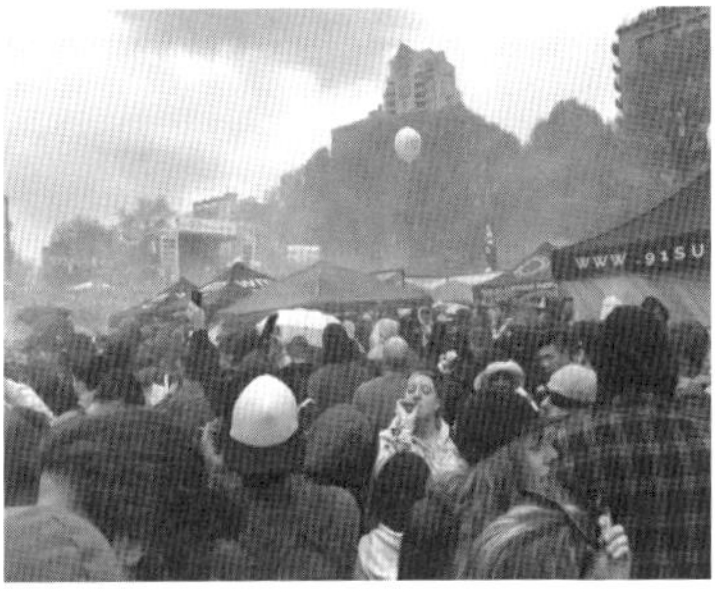

420会場の4時20分直後の様子。
あいにくの雨にもかかわらず、
この時間は特に観光客でごった返す。
数万人が集まったといわれる。
会場には日本の屋台のような簡易的なテントでの
物販もあり、様々な大麻関連用品が展示されていた。
この写真を見る限りにおいても、
現地では大麻が恐ろしいものと認識されていない
ことが伝わるのではないだろうか。

と副流煙は口を付けるかどうかの違いで、発生源の成分はほぼ同じなのではないだろうか？　特にこれから就活でドラッグテストがあるのなら、その会場にいただけで確実に反応が出てしてしまうと思うのだが……。

日本の法律では、大麻の成分は自然界にあるものであり、意図せずに接種する可能性があるということから「使用」の制限が外されたという説がある。

このような状況を見ると、なるほどと思ってしまう。

日本での検査のために一時帰国する日が近づいたあるとき、とある大麻販売店で働く日系移民の人に出会うことができた。もちろん日本語も話せる。この出会いを求めていたわけではないのだが、大麻を購入する販売店は毎回変えていた。この時点でバンクーバーの大麻販売店の半数近くを制覇していたと思う。

少しずつ英語にも慣れてきたとはいえ、本当に僕の病に大麻が効くのかをきちんと理解できる言語で聞ける機会などなかった。前述した1日もしくは1食後あたりの適量も知りたかった。この悩みはどの販売店へ行っても英語だけでは解決できなかった。

この際に伺った話を簡潔にまとめる。

医療大麻とはあくまで通常の医学療法の代替であること。ヘルニアに関しても、大麻で完治が可能かどうかは医師が判断することであり、大麻販売店ではそこまで言及できるわけではない。ただし、神経痛やその他疾患が改善される可能性があることは科学的に実証済みであり、適量についてもカナダの文化として各々の判断に任せるということだった。

完全に余談だが、僕はこのとき風邪気味だったので、風邪に効果はあるかと聞いてみた。

効果がないうえに喉を痛める可能性があるので、風邪が治るまでは喫煙での使用は控えるようにといわれた。

そこで僕は日本の薬のようなカプセル状のものを購入し、その日から数日間にわたって寝る前に使用したところ、効果が強すぎるのか目が真っ赤に充血した。カプセルやクッキーとして胃から大麻を摂取すると、喫煙での接種に比べて効果が約3倍になってしまうとのことだった。ちなみに目の充血は大麻の副作用として珍しいものではない。

彼は大麻販売店のスタッフというだけあって、バンクーバーでの様々な大麻関連イベントについても教えてくれた。

カナダでの嗜好大麻解禁は7月1日の建国記念日になされるという噂を耳にし、僕もそれを信じていた。しかし彼から実際の解禁は10月に予定されており、販売店もその準備に追われていることを知った。

余談だが、カナダの建国記念日である7月1日にも、バンクーバー市内の公園で420のようなイベントが行われていた。その会場では喫煙と大麻の販売が許されていた。

この頃には神経痛の新薬を日本の処方の4分の1にまで減らすことができていたが、再び痛みが出てしまったため、4分の1より1単位だけ増やしたところで安定していた。

数日後、念願の日本へ飛んだ。

第3章

一時帰国、再びカナダへ

1 高樹沙耶と大麻博物館

「医療大麻」と聞けば、誰もが「高樹沙耶」さんを思い浮かべると思う。新党改革から立候補した際、僕は彼女には投票していない。むしろ、よくある芸能人を使っての票稼ぎかくらいに思っていたと記憶している。

だが僕は、バンクーバーに滞在するようになってからは彼女のTwitterを常にチェックしていた。彼女はなんといっても日本における数少ない「大麻の第一人者」だ。Twitterを見ていて驚いたのだが、彼女の発信する情報は北米大陸での報道よりも何時間も早く呟かれていたのだ。

もしかしたら、政治的なつながりなどから彼女が公表前のニュースを知っているのかもしれない。また、日本での解禁があり得るのかどうかについても知っているのかもしれない。そのような淡い期待を抱いていた。

僕は勢いで彼女が経営しているらしい民宿に予約を入れた。さすがに相手は有名人であるし、なにかとマスコミから追いかけられているイメージもあった。会えるとは期待していなかったが、本能に後押しされ、沖縄へ飛んだ。

彼女の経営する民宿で出迎えてくれたのは従業員らしき陽気なおじさんだった。高樹さん目当てで来たとは言いづらく、彼の案内で付近の観光名所を回った。海や山へも民宿から車で数分で行くことができる。近場には有名なアニメに出てきそうな滝があり、そこで水浴びなどもできる。

沖縄の離島は初めてだったが、本州との文化や慣習の違いに驚かされた。地理的に見ると当然なのだが、そこはさながら外国のようであり、とても新鮮な感覚になる。東京での生活が当たり前になりつつある僕にとって「当たり前」とは何なのかをあらためて考えさせられたように思う。

一通り観光名所を回って民宿へ戻ると、麦わら帽子をかぶった女性が庭の手入れをしているようであった。

高樹沙耶さんだ。

やはり相手は女優。生で見るとそのきれいさに驚き、何から話していいのかわからなくなってしまいそうだった。
かなり緊張しつつなんとか簡単な挨拶を済ませ、これまでのことを洗いざらい話した。

「こんなことになっちゃったけど、
なんとか大麻に対しての誤解は解きたいの。
だから、私を頼りにしてくれる人とはきちんと向き合って話すようにしてるし、
もっと話したいの。」

彼女はきっとこれまで大きな逆風を浴びながらも、僕のような人たちときちんと向き合ってきたのだろう。よほどの覚悟がなければ、あれほど大きな声で大麻の解禁を叫ぶことなどできない。僕だって身近な人に相談することすら簡単ではなかったのだ。
もちろん、僕に対しても彼女は真剣に向き合ってくれた。その後、夕食まで付き合っていただき、たくさんの話を聞くことができた。

情報の早さは、彼女の勤勉さがなせる業であった。時間を見つけては世界各国のニュースを調べているとのことで、北米で見る分には、時差の関係で僕の目には不思議に映っているだけだった。

週刊誌報道やネットニュースでは記事を面白おかしく書いていることもあり、本人の意図することではない描写がなされていることも多いらしい。芸能人という職業の大変さたるや、彼女の心理的負担はかなり大きいだろう。

彼女は大麻取締法に違反するとされて執行猶予中ということもあり、パスポートが取れないようであった。近い将来に来るカナダでの全面解禁を自分自身の目で見たいが、かなわないとのことだ。彼女がカナダの解禁に際して何か行動を起こしてくれれば、それがまたメディアの目に触れて多くの人の大麻に対する認識が変わるかもしれないという期待はこの時点で消えた。

選挙にまで出馬したうえでの逮捕劇で、日本の大麻に対する印象をより強固に悪くしてしまったことについては、彼女は心から憂いていたし、僕にとっても結果的に大ダメージだ。

僕としては、今だからこそ彼女のような人が出馬したら、間違いなく投票しに行くだろうが、あの頃はまだ時代が早すぎたのだ。

「医療大麻」という言葉を日本に広めた彼女の功績は、いつか報われるべきだと僕は思う。少なくとも当時から多くの先進国では「医療大麻」が導入されていたし、やり方によっては税収にもつなげることができただろう。この数年の世界の動きを見ても、これほど広く大麻の解禁が行われることなど、当時から予想できていた人はかなり少数だったのではないだろうか。

国内の大麻関連団体に派閥があることも知った。伝統的な麻産業の団体、神道行事の団体、医療団体、食品業界、繊維業界、そしてアンダーグラウンドの世界など、それぞれの利害が対立し、意見がまとまらないのだ。

戦前の大麻に関する文献のほとんどはＧＨＱによって焼かれてしまったらしく、根拠となるソースがほぼ存在しないのもまた、意見対立を生んでいる原因のようだった。戦前の日本において大麻が医療に用いられていたかどうかさえ、根拠を持って語ることが難しそうだった。吸引の習慣はなかったというのが定説とされているが、医療用途での大麻タバコ製品が戦前の日本には存在していたようだ。

大麻の謎に対する答えの一つとして、つまり大麻は「ややこしい植物」であることに間違いはなさそうだ。本書を執筆している現在もこの着地点は変わっていない。

「大麻はややこしい植物」

これに尽きる。

彼女との会話の中で、世間的にたびたび論争になる「大麻で幻覚が見えるのか」という問題にも、一つの有力な仮説が生まれた。

結論からいうと、僕には幻覚は見えない。

さらに多くの大麻経験者と話すなかで、幻覚を見たと言っている人には今のところ会ったことすらない。

そもそも「幻覚」とは必ずしも「見る」ものではない。見ることに限定するなら、それは「幻視」だ。厚生労働省のホームページでも大麻の「幻覚作用」には触れているが「見える」とは言っていない。

それでは大麻で生じるとされる「幻覚」とは何なのか。

冒頭に述べた僕が大麻を初めて使用したときの記述を思い出していただきたい。大麻を使用すると体中の力が柔らかく不思議な感じで抜けていく。それが「幻覚」なのではないだろうか？　もしくは「夢」までもが幻覚というなら、大麻を用いなくとも十分に見ることができるだろう。

これについては高樹さんにも納得していただいたと記憶している。

日本語は他の言語と異なり、そもそも主語や目的語、時には述語さえも必ずしも必要とするわけではない。そのため時代の変化とともにこのような表現の歪みを生んでしまったのではないだろうか？

「幻覚を見たい」という理由で大麻に手を出すことには何の意味もない。まさにハイリスク、ゼロリターンだ。現状の日本の法律では警察のお世話になる、それしか起きない。

久々の成田空港で周りを見渡したところ、日本人は全ての人が似ていることにあらためて気づかされた。黒髪、スーツ姿の多さに戸惑ってしまうほどだった。

だが、鏡を一目見て自分自身もその一人であることをようやく思い出した。

東京という街の人とビルの集中度は人を疲れさせてしまうのだろう。生活の中の

「当たり前」なんて、数カ月も環境が変われば「当たり前」ではなくなる。常識とはそもそもそういうものなのだろうか。

そして僕は、3日もせずに激痛とともに日本の住み心地の良さも思い出した。

日本とカナダでは文化が違いすぎる。だからこそ一度海外生活を経験することで、今までとは全く違った視点で日本を見ることができるようにもなるのだろう。日本に住み続けていたら、違和感など抱くことはなかったのかもしれない。

やはり耐え難い激痛の日々が続いた。

激痛によって毎朝叩き起こされる生活へと戻った。

だが薬は増やさなかった。

カナダへの移住は、この時点で選択肢の一つから決意へと向かっていた。

日本にいるのは2週間、ヘルニア自体は僕を殺すことができないらしい。しょせん2週間だ。薬に頼らなくとも終わりの見える激痛なら戦える。あとは糖尿病だ。

予定どおり病院へ行った。

半年前にここの救急外来に来た日から、僕の人生は面白いほど激変した。どこまでも終わりの見えない坂道をこの日も転がり落ち続けていた。

血液検査を行い、担当の医師に呼ばれるのを待っていた。その間も右手は震え、顔面の右側も痙攣していた。

痛みが他人から見えたらいいのに。

どうせなら他人が驚くほどハデに痙攣が起きればいいのに。

この感情は本書を執筆している今でも心の底から消えることはない。この病を人に伝染せるなら、僕の行動を「甘え」だと言った全ての人に伝染してやりたい。本気でそう思う。

診察室に入った。

血液検査の結果は劇的に改善していた。ほぼ全ての値が健常者の範囲内に収まっていた。血糖値もHbA1cも。多少のHやLの表記は見られたが、健康上は問題ないそうだ。

担当の医師は、

「カナダでの生活はどうですか？」

と僕に聞いた。

僕はつまらないですよ、と答えた。

現地の医師の許可を得て、痛み止めとして大麻を使っていることを伝えた。

医師は、少しだけ照れくさそうに、笑顔で、

「僕もバンクーバーへの留学経験があるんです。」

とだけ答えた。

僕は向こうの医師の指示に従ってよいかと質問を変えた。

「もちろんです。」

医師は少し寂しそうに言った。

ただし、糖尿病への大麻の効果については海外でも完全には立証されていない。大麻治療とは別に、僕はこの1年で20キロ以上のダイエットにも成功した。何をもってして僕の血液検査の結果が劇的に改善したのかは、僕の状況からだけではわからないだろう。

僕は思う。大麻を吸うことで副作用として口や目が渇く。口が渇いていると無性に食べたくなることがある。食べ物を渇いた口に入れると、唾液により口の渇きが緩和されるのだと。

この渇きに耐え切れずに食べ物をバクバクと詰め込んでしまっては、おそらく糖尿病には悪影響だろう。大麻自体に血糖値を下げる効果があったとしても、その後は自分自身の自制次第である。これもまた大麻を医学的に使いづらい要因なのではないだろうか。

そんなときは僕は水を飲むなどして対処していた。

医療目的で大麻を取り入れてみたいと考える方々に伝えたいのは、病を治すために最も必要なのは、間違いなく自分自身と向き合う強さであるということだ。

こんなことで死んでたまるか、副作用の強い薬で寿命を縮めてたまるかという気持ちだ。「病は気から」というが、病を治すのもまた気持ちだと思う。

念のため糖尿病薬を処方していただいた。

ポリープが悪性だったかどうかは、結局のところ教えていただいてない。

帰国中に栃木県にある大麻博物館も訪れた。
そもそも大麻博物館なんてものがあること自体に驚いたのだが、見つけたからにはやはり足を運びたくなる。そこには神事用の大麻が売られていたり、大麻関連の書籍や簡単なお土産なども置いてあった。
壁には「GROW HEMP FOR THE WAR」（戦争のために大麻を育てよ）と書かれた古いポスターが張ってあった。

幸いここでも店主からお話を伺うことができた。

店主は、とにかく大麻に対する誤解を解きたいとアツく語ってくれた。大麻は遊び道具でもなければ危ないものでもないと。日本において大麻は本来、本当に身近なものであり、全国規模で栽培されていたほか、古来から神事に用いるなどしてきたらしい。

確かに神社の御札などには、しっかりと「大麻」と書かれていることがある。ただし、この場合は「おおぬさ」と読むこともあるようだ。神社のしめ縄なども大麻が使われているのだ。

現在の大麻取締法は戦後にGHQから日本の麻農家を守るために作られた法律であるとも伺った。だからこそ免許制にしたうえで栽培自体は国内でもされているのだと。

この発言には諸説あるのだが、第二次大戦敗戦後、大麻をweedと呼ぶアメリカ人に対し、植物を愛した昭和天皇は「雑草という植物はない」と返したそうだ。

店内には昭和天皇が麻農家を訪れた際に撮られた古い写真も飾ってあった。

いまだに世界中で大麻はweed（雑草）とも呼ばれている。それだけ海外ではその辺に当たり前に生えているものなのだ。

大麻の神聖さとともに、さらなる大麻のややこしさも知ってしまった。

後に「GROW HEMP FOR THE WAR」について調べたところ、成長が早く、かつ木材に匹敵する強度を誇る大麻を戦時中は奨励する形で栽培していたようだ。当時の日本では、大麻を縄やロープなどの軍備用品の製造に充てていたのだそうだ。

戦況が逼迫するにつれ、当時日本の統治下にあったアジア諸国においては、現地の食糧畑や田んぼを潰して大麻を栽培していたらしい。

その後、日本は敗戦し、軍事物資でもあった大麻は厳しく規制されるようになったと考えられる。

食糧畑から麻畑に転用されたアジア諸国に至っては、その影響から大飢饉を招いてしまったようだ。

ほかにも様々な要因があることは明白だが、結果としての大麻の規制であるなら、恐ろしいまでの悲劇の連鎖がいまだに続いていることになる。

これまでただの薬物の一種と捉えていた僕にとっては、さらに大麻がややこしい植物となってしまった。

忘れ去られてしまった戦前の歴史の中で、日本人はどのように大麻と向き合っていたのだろうか。当時は大麻の栽培が奨励までされていたのだから、現在と違って野生の大麻が生えていたとしても、間違いなく駆除はしていなかっただろう。大麻はかつて身近な植物であったことは身の回りにあふれる「麻」という言葉にも見てとれる。本書を手に取ったあなたも実感されるのではないだろうか。

本書では話をわかりやすくするため「大麻」という言葉をに統一して使っている。「麻」「ヘンプ」「マリファアナ」は全て大麻と同じ植物だ。

これを理解したうえで身の回りの「麻」を探してみると、あなたの周辺にもたくさんあるのではないだろうか。姓名、地名、模様としての麻柄、七味唐辛子の麻の実などなどだ。

英語で呼ぶ際も、marijuana、marihuana、cannabis、pot、weed、hemp など挙げるときりがないが、これらは全て大麻だ。

アンダーグラウンドでの隠語まで語り出すと、それだけで本を一冊書けてしまえそうなほどだ。

やはり大麻の歴史は奥が深い。

日本にいた2週間は確かに激痛との戦いではあったものの、様々な出会いに恵まれた。そこから得た知識は病を抱えなければあり得なかったことだ。今ではこれらを前向きに捉えている。

再びカナダへ飛び立つ際には公認会計士試験のテキストを持たない決意をした。予備校から借りっ放しになっていたロッカーも片付けた。僕のこれまでの人生の中で、かなりの力を注いだ試験だ。簡単にできる決意ではなかった。

ラストチャンスであるはずの願書は出していたものの、そのために帰国しないという決意はできていた。

僕は再びバンクーバーへ飛んだ。

2 大麻育成を開始

日本滞在中に防臭グッズや、バッツをほぐすためのグラインダーを購入した。このグラインダーはなかなか便利だ。バッツはとにかくベタベタしていて、ちぎって使う際、手にこびりついたら洗ってもなかなか取れない。また、ハサミを使用するとそのベタベタがこびりついてしまい、すぐに使えなくなってしまう。
また、匂いについても日本国内で売られている防臭グッズのほうが性能的に優秀であるようだった。

そもそも、なぜ日本で売られているのだろうか?

バンクーバーへの途中、僕は例によってシアトルで数日を過ごした。

これまで3カ月間ほどのバンクーバー滞在中は、一日も欠かさずに大麻を使用していたのだが、2週間の日本滞在で、やはり大麻への耐性が落ちてしまっていた。また、日本滞在中は大麻を一切使用していないが、禁断症状のようなものは全くなかった。

歩き慣れたシアトルの大麻販売店で軽めの大麻タバコを1gだけ買った。ホテルも喫煙可能なところを取っていたため、バンクーバーに着くまでに少しでも体を慣らしたいと思っていたのだ。そこでまたしても2日ほどホテルに引きこもっていた。

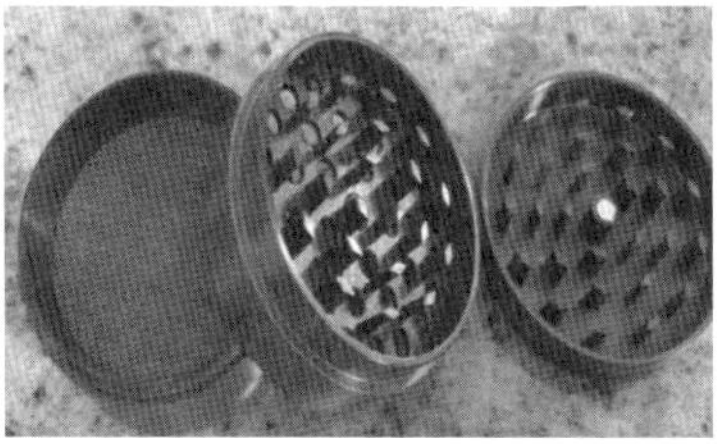

日本で売られているグラインダーと呼ばれる粉砕機。
写真の製品は4個のパーツに分かれている。
写真左の受け皿には目の細かい網が付いている。
その網の下で、バッズを砕いた際にこぼれ落ちる
トリコームと呼ばれる細かい樹脂を集めることができる。
トリコームはバッズより効果が強いため、効果の弱い
バッズに振りかけるなどして使うことができる。

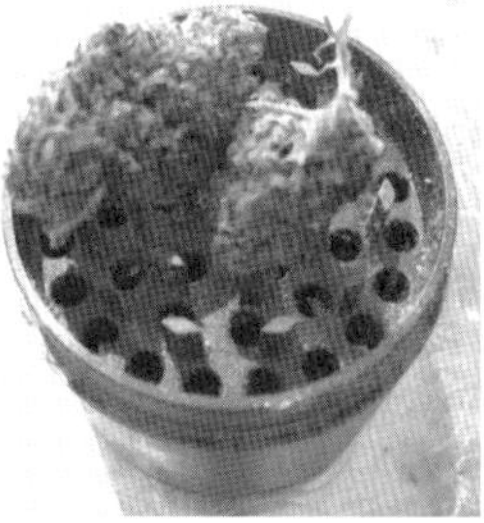

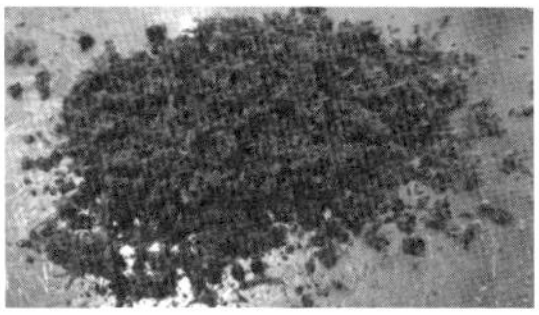

右の写真のようにバッズをグラインダーに乗せて、
蓋をして砕く構造となっている。
砕いた後の状態が左の写真。細かく砕くことで
使う量を細かく調整できるほか、火の通りも良くなり、
さらにタバコ状に巻きやすくなる。
大麻購入後にその場で細かく砕けるように、
カナダではグラインダーを貸し出す大麻販売店が
多いため、購入しなくても困りはしない。

バンクーバー滞在中は以前と同じ語学学校の寮に引き続き住むことにしていたので、その場で大麻の悪酔いをしたくなかったのだ。

悪酔いというと説明がかなり難しいのだが、動くのが怠くなり、頭が働かず、人との会話が成り立たなくなるといった状態だ。その間の記憶力も落ちているように感じる。

だがこの状態もやはり数日で自制が利くようになる。

無事バンクーバーに着き、寮へ戻った。前回の滞在で仲良くなった友人たちが空港まで迎えに来てくれていた。彼らのほとんどは長期滞在のため、僕が大麻を持っていることに対しても悪く思わないでくれていたようだ。この頃の友人たちは日本人と韓国人ばかりだ。

韓国人の学生たちとの会話は特に楽しかった。日本語と韓国語の文法が似ているのか、日本語で思ったことを日本語文法そのままの順番で英単語を並べるだけでも、十分に意味が通じることが多い。英語の上達を考えると方向性が違うのだろうが、やはり海外の友人とコミュニケーションを取れるようになると楽しいものだ。

寮に戻って驚いた。寮には小さな大麻の苗が数鉢あった。

前回バンクーバーを離れる予定だった日、スイス人の学生が新しく寮に来た。彼は僕と入れ替わりだったため、当時は挨拶程度の数分の会話だけだった。

大麻の苗は、彼が寮の管理人に許可を得たうえで育ててくれていたのだ。

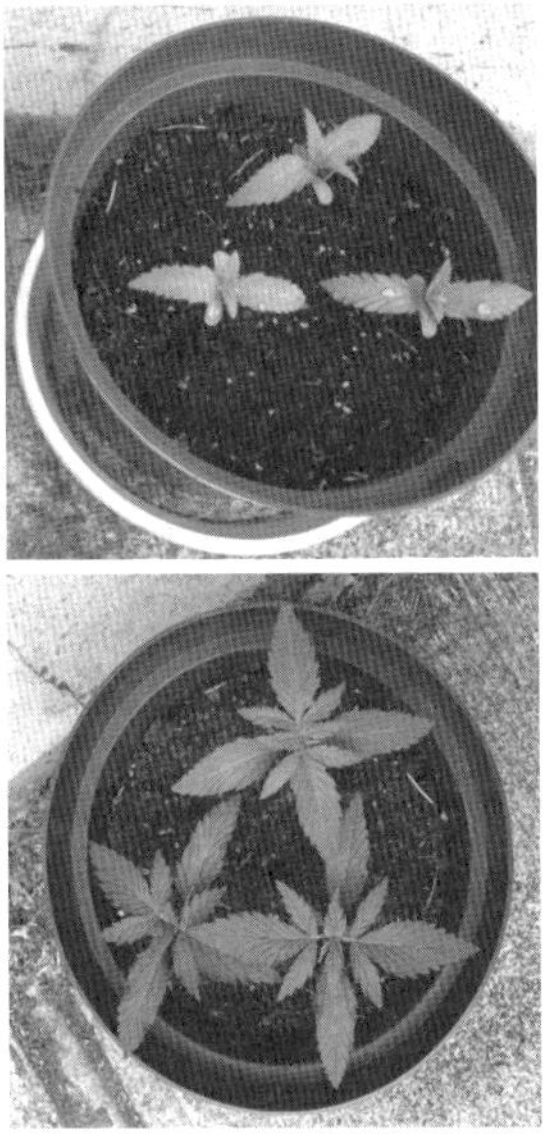

上の写真が寮到着日の苗の様子。
その後、数日ほどで
下の写真のように成長した。
苗自体は特に香りがキツい
といった印象はなかった。

種は僕が買ったものだった。

前回の滞在中、僕は大麻の種を買っていたのだ。本当に大麻が僕の病に効くのなら、日本に持って帰ってしまうつもりだった。

だが、当然できなかった。

僕は寮を去る日、そのスイス人の友人に種をあげていた。

これは僕たちの寮での大切な苗となった。

とはいえ、やはり入れ替わりが多い学校の寮だ。日当たりを気にしつつも、目立たないように庭の隅に置いておいた。

大麻は噂どおりとても成長が早く、真っすぐ天に向かって伸びていった。

ある日、スイス人の友人が悪戯っぽく僕に聞いた。

「weedはいつから吸っているんだ？」

僕はまだ半年もたっていないと答えた。

「おれなんか13歳から吸ってるぜ？

日本の法律はとんでもなく厳しいんだろ？」

厳しいどころか僕自身こんなことになるまでは、大麻を見たことすらないと伝えたところ、

「日本にだって大麻は自生しているはずだ！」

と驚いていたので、自生している大麻は警察が全て抜き取って処分していることを教えた。彼はそんなことまでするのかと言わんばかりに頭を抱えてみせた。

世界でも日本の大麻に対する法律の厳しさは有名なようだ。彼はスイスで何度も大麻を育てたことがあるらしく、苗の世話の仕方は彼が教えてくれた。

「大麻を育てるコツは、かわいがり過ぎないことなんだ。大切なら大切なだけ、時には放置する必要もある。女性と付き合うときだってそうだろ？」

そう言いながら、水をやり過ぎてしまいそうな僕を制止した。

「葉っぱが少し下を向いてるだろ？　元気がないんだ。水をこれ以上あげてはいけない。」

数日後、鉢の土が少し乾いてきてから、彼と一緒に水をあげた。そうすると1時間もせずに苗の先端がピンと上を向いた。

「この状態が元気な証拠なんだ。」

彼は言った。

大麻タバコの巻き方も彼から教わった。アメリカの大麻販売店で売られているのは、

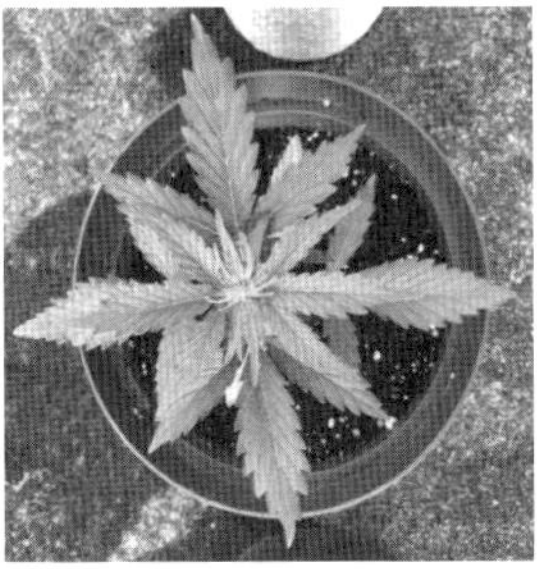

前掲の写真から植え替えて数日後の、
きれいな麻柄が浮かんできた様子。
葉は交互に規則正しく成長する。

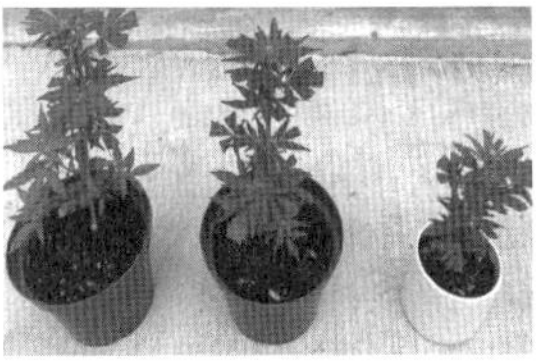

左の2鉢は日の当たる面積を増やすため
紐で後ろ側に引っ張られている。
こうすることで塀に寄せておいても
まんべんなく日が当たるそうだ。
右の1鉢は僕の希望で自然な
（紐で引っ張らない）状態にしてもらった。
葉の先端部分を少しカットすることで、
適度なストレスを与えて
成長を促進させるのだそうだ。

1gを1本のタバコ状にしているものが多い。大麻タバコを見たことがない方は1gが少なく感じられるかもしれないが、ムダ使いしなければ毎晩使用しても10日はもつ量だ。それを1本のタバコ状にすると大きさもかなりなものになる。僕は彼から教わった巻き方で0・1g程度の細いタバコ状の大麻を作って見せた。

「器用だな！
そんな細くてきれいなジョイント初めて見たよ！」

大麻をタバコ状に巻いたものを「ジョイント」と呼ぶ。

僕は日本の折り紙の作り方を彼に教えた。紙で遊ぶのは日本人とって朝飯前なのだと。折り紙は、海外の人とのコミュニケーションツールの一つだが、現在でも十分に喜んでもらえる文化だ。

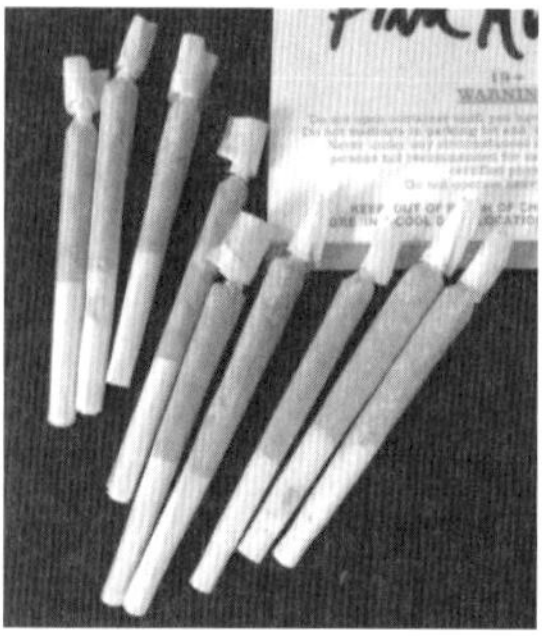

1gの大麻で9本のジョイントを作った様子。現地ではここまで少量のジョイントをほとんど見かけないが、鎮痛効果を期待する程度ならこれでも量は多いほどだ。

スイス人の彼はとても明るく性格も大人なうえ、誰とでも仲良くなることができる人だったため、語学学校の中でも人気者だった。僕は彼のおかげで学校にどんどん溶け込めた。それまで避けてきた学校の飲み会やイベントにも、時々参加するようになっていった。

ある日彼に誘われて参加した飲み会で、その日に知り合った別のスイス人学生と話していたときのことだ。数人でジョイントを回しながら彼は言った。

「なあ、スイスの最低賃金を知っているか？
平均ではなく、最低の賃金だ。」

彼が言った金額は月額換算すると僕の前職でのそれよりも多くなるような数字だった。おそらく僕の前職での給料は同世代の中では少なくなかったはずだ。僕は驚き、スイスで働いてみたいと言った。彼はまたしても悪戯っぽく答えた。

「スイスでは移民が働くことはできないんだ。
いまヨーロッパでは移民政策でもめている国や地域が多い。
だからたぶん、移民は働けないと思う。」

スイスといえば「永世中立国」であるというイメージしかなかったが、実際に話をしてみると驚くことがたくさんあるものだ。僕はそんなにもスイスは豊かなのかと聞いた。すると彼は少し悲しそうに、

「給料は高いけど物価も高い。
食べ物や家賃、何もかも高いんだ。
だから働いて金が貯まったら
こうやって物価の安いところで勉強して、
またスイスに戻って働くんだ。
その繰り返しだよ。」

僕からすればバンクーバーの物価も恐ろしく高かった。ラーメン屋でラーメン、餃

子、ビールのセットを頼むと、チップを含めて40カナダドル（当時のレートで約3200円）を超えることもある。日本ならせいぜい1500円だ。だがスーパーなどで食料品を買う分には日本よりも安い物ものがあるため、贅沢さえしなければそれほど困らない。

豊かになるとは何なのだろうか。

僕の通う語学学校では、よく「ベーシックインカム」がディスカッションテーマとなっていた。ベーシックインカムとは、簡単に言うと「働くことなく、ある程度保障される収入」だ。

ヨーロッパでは試験的な試みがなされているようだ。

昨今の通信技術の発達によるAI化によって、人の仕事はこれから減っていくのだから、そこまで頑張らずとも生活できるだけの収入を確保できるようにしようという発想だ。広がり過ぎた格差をこれによって補填するといった目的もある。

僕はこういった共産主義的な発想があまり好きではない。なぜなら、ある程度の競争があるから努力しようとも思うし、その中での発展が経済成長につながると思うからだ。ベーシックインカムが導入されてしまうと、市場に出てくるライバルが減ってしまうのではないだろうか。

だが、世界の多くの人たちはこれ以上の経済発展を望んでいないようだ。語学学校のディスカッションでも、僕のような競争を求める考え方は争いにつながるという意見すらあった。

現状でも十分いろいろなものに囲まれているし、働きたくない人にまで無理に仕事を押し付けるのはおかしい。また学生たちの多くもイヤな思いをしてまで人から使われたくないと言っていた。

貧困層が増加することにより共産主義的な考え方も広まっているのだそうだ。

こういった考え方の違いも、日本に押し寄せる未来なのだろうか……。

僕はこの留学中にバンクーバーやアメリカの見本市に何度も足を運んだ。見本市とは各企業の新製品のお披露目会のようなものだ。もし、そこで「日本にまだないもの」を見つけて貿易会社を立ち上げることができたら、たとえ僕がカナダに移住しなくても、日本に何か貢献できるのではないかと考えたのだ。

しかし、そもそも「日本にないもの」を見つけること自体が難しかった。まだまだ発展を見込めると思えたＩＴ分野の見本市へも行った。日本からの見学者もかなり目立った。やはり多くの人が新しい市場やものを探し、彷徨っている。

もちろん大麻関連の見本市にも行った。日本の大麻市場が先行き不透明なこともあり、日本人はほとんどいなかったし、当然そこには「日本にまだないもの」があふれ

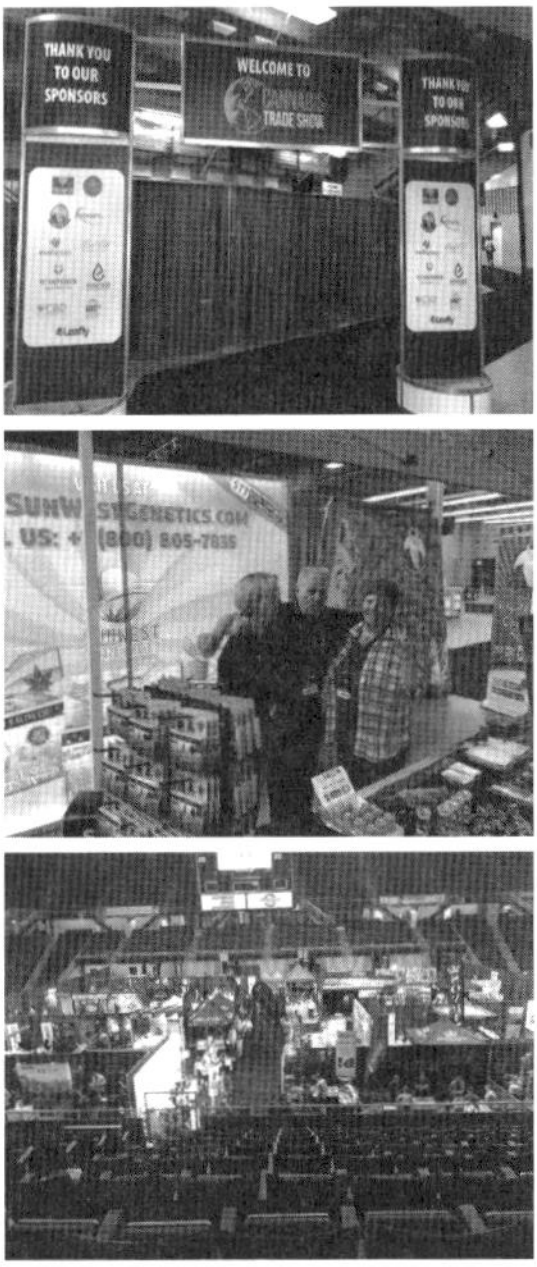

カナダでの大麻関連見本市の様子。
市場が開かれたことによって
一つの大きな産業へと成長しつつある。
アメリカではこの数倍規模の
見本市が開かれている。
すでにアメリカ、カナダともに
数社の上場企業も誕生している。
まさに誰もが探している
ブルーオーシャンだ。

ていた。大麻を育てるための機器材、喫煙具、保管するための容器、大麻オイルを作るための大規模な設備などだ。

このような見本市が日本でも開かれたら、大きな経済効果を上げることは明白だろう。

バンクーバーに戻ってから2カ月ほどが過ぎ、僕たちの苗も元気よく育っていた。この頃から少しずつ日が短くなってきており、朝と夕方で日の向きが変わっていたため、毎日2回ずつ苗を移動させていた。

ある朝、苗の一つが無残に倒されていた。

土が半分ほどこぼれ落ち、枝が数本折れていた。やはり大麻を好まない寮の誰かが悪戯でもしたのだろうか。そんな疑いをよそに、すぐに犯人を見つけた。

いつものようにスイス人の親友とテラスでたわいもない話をしていたときのことだ。突然、隣の家との境の茂みが物音を立てた。彼と一緒にそこを凝視していたところ、野良犬のような物影が飛び出してきた。

「ラクーン‼」

彼は叫んだ。野生のアライグマだ。

ラクーンはその声に驚いたのか、寮の庭を全速力で反対側へ走っていった。その後しばらく観察していると、ラクーンはまた僕らの庭に戻ってきた。大麻の鉢に興味津々な様子だった。

折れてしまった枝をスイス人の親友が紐やテープで固定してくれたばかりだった。僕はラクーンを追い払おうと鉢に向かったが、その道中で危険を察知したラクーンは逃げてしまった。

大麻の鉢はラクーンの手の届かないところに移動させた。大麻の鉢が悪戯されることはその後なくなった。

だが鉢は少しずつ弱っていってしまった。苗の上部に少しばかりのバッズが実っていたため、その部分の収穫を少しだけ早めることにした。

大麻のバッズは収穫後に数週間の乾燥が必要だ。この時点で僕の一時帰国までは1カ月と少しだった。

スイス人の親友が準備してくれた紐で収穫したバッズを木陰に吊した。彼は不要な葉をバッズ部分から全て切り落とした。

「この余った葉は、バッズと別にして少しだけ乾燥させるとお茶にして飲むことができるん

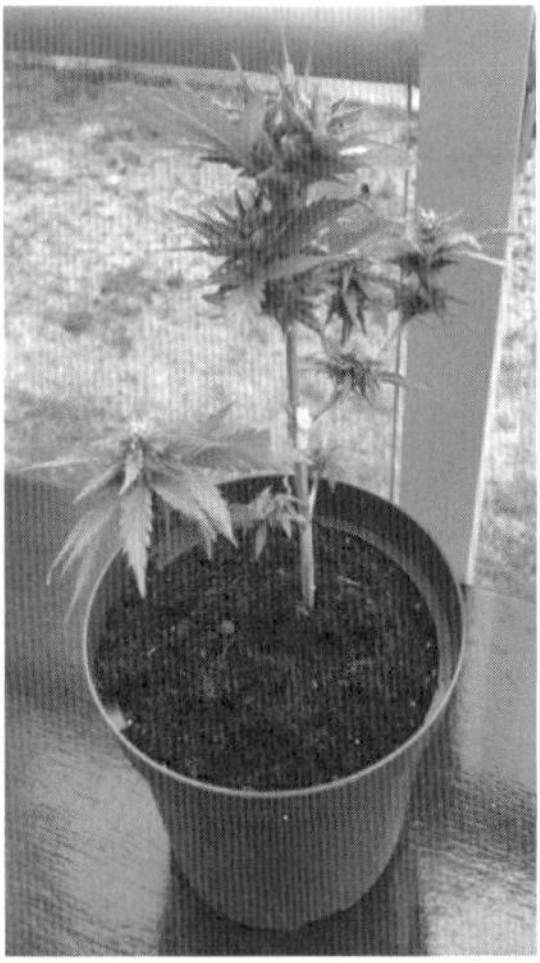

ラクーンに襲われてしまった苗。
中段の枝が数本折れてしまった。
かろうじてつながっていた部分を
スイス人の親友が手当てしてくれた。

だ。」

彼が教えてくれた。

葉の部分は半日もしないうちにパリパリに乾燥した。食器は寮内で共用のため、念のため僕たちは新しい急須を用意し、お茶を入れた。日本の緑茶のような味だった。一緒に苗を育てた彼は、その味が気に入らなかったようで、一口だけしか飲まなかった。

このお茶にも陶酔成分が少しは入っていると思うのだが、特に酔うことはなかった。

残った葉はお茶にはせず、タバコを作るときのかさ増し用にした。

大麻合法の地域では通常バッズばかりが売られていて、葉の部分は見かけない。大麻の象徴として描かれるのは葉の部分のはずなのに、だ。

その謎はこのときに解けた。葉の部分は薬効性が低いうえに味もイマイチなのだ。

当時、カナダでは大麻解禁がまだ医療目的のみだったため、それに味を求めてしまうのもおかしな話だが、とにかくまずいのだ。大切に育てた苗ではあったが、好きこのんで葉の部分を使おうとは思わなかった。

カナダではタバコが恐ろしく高い。当時は大麻1gで平均約10カナダドル前後だったのだが、タバコは1箱で12〜20カナダドルはする。そのため箱では買わず、タバコ葉とフィルターを別々に買って、自分で巻くのが安上がりだった。

「マリファアナ」とはスペイン語で「安いタバコ」を意味するらしい。かさ増しにして使ったのは大麻タバコではなく、タバコ葉を巻くときに使用していた。僕はスペイン語が意味するような大麻の使い方をしていたことになる。それでもやはり、大麻を混ぜることによりタバコ葉だけで巻くよりも味は落ちてしまう。

余談ではあるが、カナダでは近年メンソールタバコが規制されてしまったようだ。ただでさえ体に百害あって一利なしとされるタバコに、清涼感を与えて吸いやすくしてしまっては、未成年の喫煙を助長する可能性があるからとのことだ。

海外からメンソールタバコを持ち込む分には特に咎められはしないのだが、現地でメンソールタバコが売られていないことには驚かされた。
それもあってか、カナダで購入できるタバコは、どれも味をわざと落としているように思えるほど僕の口には合わなかった。

それでもタバコはやめられなかった。

本書を執筆している現在、日本に滞在して2カ月になるのだが、肩が痛むことを除いては、特に大麻を使用したいとは思わない。ただし、日本のデパートで扱っているヘンプオイルは使用している。
大麻にはやはり、肉体的な禁断症状なんてものは存在しない。とりわけ陶酔作用があるとされるＴＨＣも、肉体的な依存性はない。

シェアハウスでのルームメイト 3

大麻は喫煙以外でも様々な方法で使用することができる。クッキーやチョコレートに大麻を混ぜ込んだもの、飲み物に混ぜたもの、ティンクチャーと呼ばれるオイル、錠剤などだ。これらのように口から大麻を摂取できるように加工したものを「エディブル」や「エディボー」と呼ぶ。

だがエディブルは効果が出るまでに時間がかかるうえに強すぎるため、安全性を考慮すると喫煙による方法が無難といわれている。

喫煙による摂取では効果がすぐに表れるため、過剰摂取の危険性が比較的少ないようだ。しかしタバコ状の喫煙による摂取は、煙が発生してしまうことによりヤニで歯がかなり汚れてしまう。大麻タバコは通常タバコのようなフィルターを使わないため、タバコよりもヤニが歯に付いてしまいやすい。

そのため、バッツそのものや、バッツを濃縮したオイルなどを気化器を使用して摂取する方法もある。気化器を使用すると、匂いや煙をかなり抑えることが可能なうえ、ヤニも付きにくい。

僕はこれら全ての方法を試した結果、火を付けての喫煙による使用で落ち着いた。これなら圧倒的に安く済むからだ。他の方法は全て加工を必要としたり、機器の購入が必要なため、必然的に価格が高くなってしまう。

一時帰国から戻った後、僕の寮の部屋は2人部屋となった。この滞在期間に2人のルームメイトと過ごすこととなった。一人はアメリカ人、もう一人はメキシコ人だ。

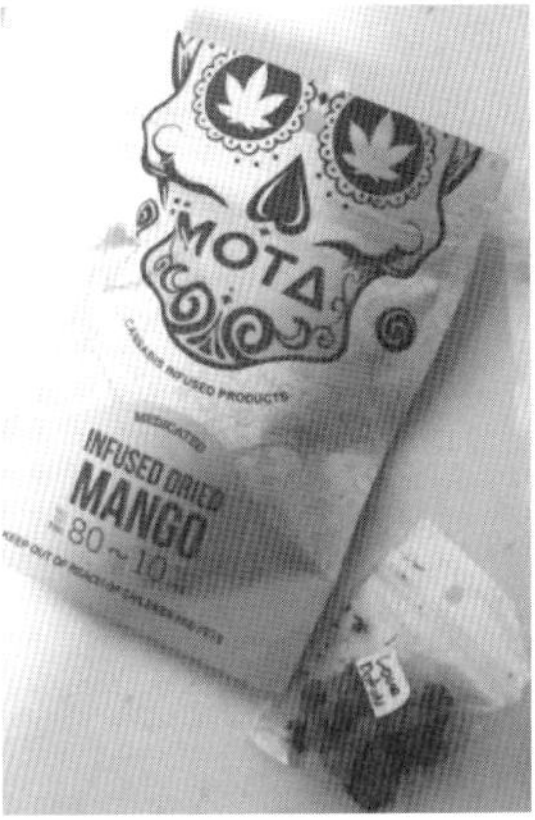

大麻入りの食べ物の例。
写真はマンゴー味のグミ。
様々な商品があるのだが、このような
エディブルは、喫煙に比べて危険性が
高いようだ。パッケージ下部には必ず
THCの含有量が記載されているので、
ある程度は服用量を調整できる。

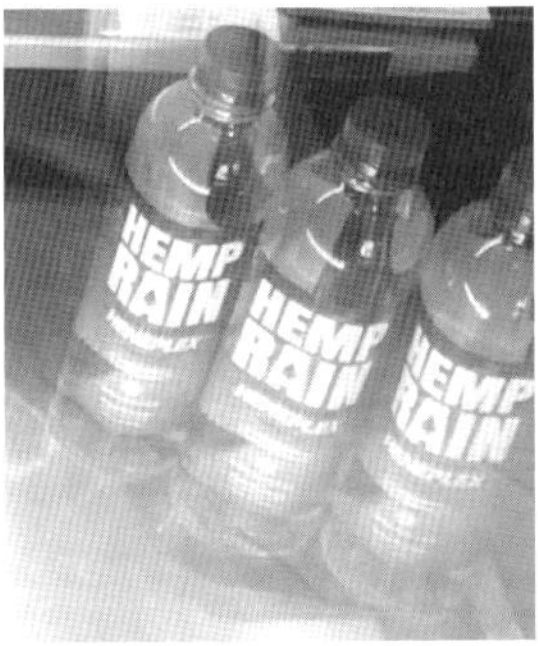

大麻成分入りのミネラルウォーター。
THCが含まれていないため、
陶酔作用はない。

初めてのルームメイトとなったアメリカ人は、もちろん語学学生ではない。僕たちが通う語学学校の教師志望の若者だった。彼とは最後まで打ち解けられずに終わってしまった。

寮内では彼以外の全ての学生が英語を母国語としない。そのため片言の英語同士でも、何の違和感もなくコミュニケーションを取る光景が当たり前の日常だった。

その中で唯一英語を母国語とした彼は、一種の疎外感を感じてしまっていたのだと思う。

初日は僕が片言の英語であることも笑顔で受け入れていたのだが、それから3日もせずに、彼は僕も含めた寮内の全員とコミュニケーションを取ることを拒絶してしまった。寝るとき以外は常にヘッドホンを着けていたのだ。共用のキッチンで料理をしているときや食事中までもだ。

もちろん部屋の中でもヘッドホンは外さなかった。僕とのコミュニケーションさえも、寝る前の、

「電気消してもいい？」

だけだった。

寮内の学生からはネイティブと同室であることをかなり羨ましがられたが、僕はそのチャンスをみすみす逃してしまった。彼は帰国日も当日まで知らせないまま、1カ月ほどでいなくなってしまった。

もう一度渡航した際には、語学学校で教えている彼と会えることを心から願っている。わずかな期間とはいえ一緒に生活したのに、連絡先すらわからないのは寂しい限りだ。

彼の出身地ではすでに嗜好用大麻まで解禁されていたが、彼が大麻を使用しているのを見たことはなかった。

次にルームメイトとなったメキシコ人は、学校でのもともとの友人だった。引っ越してくるまでは普通の賃貸に住んでいたらしいのだが、僕たちの寮が楽しそうだとのことで引っ越してきたのだ。気の知れた友人と同じ部屋になることで僕の生活は一層充実していった。

彼はアジア人の女性が大好きらしく、日本人と韓国人、2人の彼女がいた。もちろんその話を聞いて最初は驚いたのだが、彼があまりにも堂々と楽しそうにしていたため、僕はとりあえずどのような展開になるのか観察していた。

僕たちの寮に入れ替わりで2人の女性が遊びにくるのを、気まずい思いで見守ることとなった。

ある日、帰ってくるや否や彼は、

「聞いてくれよ！
大変なんだ！
浮気がバレてしまったんだけど、
思ってもみなかったことが起きてしまったんだ！」

あれだけ大っぴらに2人同時に付き合ってしまっては、バレるバレないの問題ではないだろうと思ったが、話を聞くとその先が興味深かった。

「日本人の彼女はなんて言ったと思う⁉

それがあなたのキャラクターだから仕方がない。

それしか言わなかったんだ！　どうなってるんだ⁉

普通の人なら大激怒するはずだ！

日本人はみんなそうなのか⁉」

彼は相当混乱しているように見えた。僕はこの際だからと、浮気をするからそうなるんじゃないのか？と聞いた。

「浮気が悪いことなのは当たり前だ。

だからこそバレたら普通怒るだろ？

それなのに日本人の彼女は、怒りもせずに許してくれるって言ったんだ！
ありえないだろう？」

それがおそらく彼女のキャラクターだと僕は答えた。

確かに日本人女性の中でもそこまで寛容な人は少ないのかもしれないが、存在するわけがないというほど珍しいことなのだろうか。

だが彼は腑に落ちなかったようで、しばらくその話題を引きずっていた。その後、韓国人女性とは別れたらしい。

また、彼も僕と同じようにヘルニア持ちだった。彼の場合は腰椎だけのようだったが、なかなかの量のオピオイド系の薬を飲んでいた。それもなぜかコーラに混ぜて。

僕も日本でオピオイド系を処方されていたが、怖いので全てやめたことを話の流れで伝えた。それを聞いた彼は、

「なぜもらってこなかったんだ!?
高く売れるぞ！」

彼の発想は全てが僕に取って驚きの連続だ。

オピオイド系よりも大麻のほうが安全なのではと彼に聞いたところ、医師の判断で大麻はダメだと言われたらしい。メキシコでは当時、医療大麻こそ合法化されていたものの、適用される疾患がかなり少なかったようだ。

しかし、バンクーバーの医師は彼に大麻の使用を認めたようだった。彼は大麻を時々使用していたらしいが、オピオイド系の薬は飲み続けていた。大麻はあまり好きではないと言っていた。

ずっと気になっていた質問もぶつけてみた。メキシコといえばマフィアのイメージだ。実際のところどうなのか？　彼は陽気に笑いながら、

「同じ質問を日本人のガールフレンドにもされたぞ！
みんなマフィア、マフィアというが、そんなに怖いものじゃないんだ！
一種のソーシャルコミュニティだ！

おれだって時々友たちの応援に行くさ！」

彼の胸には映画でしか見たことのないような大きな傷があった。全身にもいくつか大けがをしたような傷跡があったのだが、それらは何かしらの抗争の勲章だったのだろうか。

彼はメキシコで以前、企業向けのTシャツを作る会社を家族で経営していたと聞いた。そのTシャツをロサンゼルスで売って、一時はそれなりに大きな稼ぎがあったようだが他の企業にどんどん真似をされた結果、市場競争に破れ撤退したらしい。

こんな話まで目をキラキラさせながら楽しそうに話していた。

世界は僕が思っている以上に広いらしい。

彼との生活で、僕もこんなに明るく生きられたらなとたくさんの勇気をもらった。

彼との生活は僕が日本に二度目の一時帰国する日まで続いた。おそらく今も陽気にバンクーバーのどこかでアジア人女性を口説いているだろう。

ドイツから3人の友人同士で留学に来ている学生がいた。彼らはとても裕福そうな学生たちだった。到着当日からひたすら3人揃って行動しており、土日は必ず一緒にどこかへ外出していた。

2カ月以上は滞在していたと思うのだが、その間の休みの日はほぼ確実に3人でどこかへ出かけていたほど仲が良かった。

僕も彼らほどの行動力があればバンクーバーで退屈することもなかっただろう。

彼らにドイツでの大麻事情について聞いてみたところ、

「病気の人なら使っても構わない。」

と言っていた。彼らはとても真面目そうな学生たちで、ルールにも気を使っていた。

タバコは体に悪いから絶対に吸わないというし、酒もほとんど飲んでいるのを見たことがなかった。

ある程度打ち解けてから、大麻の経験は本当にないのかと問いただしたところ、

「喫煙では使用したことがない。体に悪いから。」

とあやふやな答えを返してきた。

それではほかの方法では?と聞いたところ、

「食べたことはある。」

とのことだった。

おそらく、ドイツの法律上、大麻は医療目的でしか使用できないため、滞在地がカナダだとしても、それとなく話題を避けていたのだろう。

彼らは少なくとも僕たちが見ているところでは大麻を使用したことがなかった。

他の学生たちにもいろいろと同じ質問をしたのだが、ヨーロッパ圏の学生たちは使用経験がない人が少ないのではないかと思えるほどだった。

僕の体感上ではあるが、厳格に規制されているアジア諸国以外の国では、大麻の使用は日本でいうところの「未成年者の飲酒・喫煙」よりもはるかに多いと思えた。

大麻に対して一応寛容な国であっても、法律違反であることに変わりはないため、正確なデータを集めて語ることは難しいだろう。世界規模で見ると、全人口のおよそ半数近くが生涯で一度以上の大麻喫煙を経験するといわれている。

一時帰国からバンクーバーに戻って1カ月ほどで、痛み止めとして出された新薬を全てやめることができたが、やはり痛みが出てしまった。しかし、僕は大麻のみで生活が送れるようになっていた。糖尿病薬も、医師に相談したうえで2日に1回服用することになっていた。血糖値も危険といわれた数値まで上がることはほとんどなくなった。

僕は大麻以外の薬に頼らない生活を取り戻しつつあった。

バンクーバー市内には大麻の喫煙が許される喫茶店が数カ所ある。そこではタバコの喫煙は許されない。あくまで大麻の喫煙だけが許されているのだ。
ある日、その喫茶店で油を売っていたところ、一人の若い日本人男性にそれとなく声を掛けられた。彼はかなり様子がおかしかった。
僕が何も聞いてもいないのに突然語り出した。

「僕は日本に幻滅していて誰からも求められていないから、
世界中のドラッグをやったうえで、最後はヘロインを打って死ぬんです。
そのための旅を始めたんですが、
まさかバンクーバーでこんなに簡単に大麻が手に入るとは思いませんでしたよ。
でも大麻って吸っても何も起きないんですね。
もっとすごいと期待していたのに。
吸い方を間違えてるのかな。」

彼は1gのジョイントを半分以上消費していた。さらに、この口ぶりからして間違いなく酔っていることがわかった。口数が多すぎるし、目付きも酔いが回っている様子だった。死に場所探しに世界旅行をするのは勝手だが、この平和なバンクーバーでそんな発想はやめてほしかった。

「本当はオランダで大麻をやろうと思ってたのに。あそこの大麻販売店はＩＤチェックだけして売ってくれたんですよ。こんなに普通に売ってて大丈夫なのかな？あなたも大麻にハマっちゃったんですね。日本人なのに。へへへ。」

これぞ悪酔いの極みだ。

周りのお客さんたちが日本語を理解していないのがせめてもの救いだった。

カナダでは医療目的の大麻の販売のみが許可されていること、嗜好目的の解禁が近いことから、販売の規制が緩くなっているだけ、ということを伝えた。彼は僕の話なんて耳に届いていない様子でボーッとしていた。「医療目的の大麻」という日本語すら理解できていないようだった。

おそらく明日になればどんな会話をしたのかすら覚えていないだろう。

何よりも、他の違法ドラッグと大麻を同類扱いしているかのような口ぶりに腹が立った。少なくとも当時カナダでは大麻は医療目的に限って違法ドラッグではなかった。彼が確実に人を破滅させるヘロインを引き合いに出してきたことも腹立たしかった。といっても、ほんの数カ月前まで僕も同程度の認識だったのだが。

やがて彼はフラフラした足どりで店を出ていった。彼がその後どうなったかは知る由もない。

しかし、自ら破滅の道を選んでしまった彼は、この先どこまでも転がり落ちていくだろう。もし彼が本当にヘロインに手を出したら、おそらく自殺することもできない。それはバンクーバーのスラム街を見ていればわかる。ヘロインは打ってしまった人の全てを奪うらしい。自殺しようとしていたその心さえも。もしかしたら今頃バンクーバーのスラム街を構成するゾンビの一人となっているのかもしれない。

医療目的の大麻といっても、PTSDやうつ病といった精神疾患の患者には大麻は使用しないほうがいいという研究結果もあるようだ。症状が改善する場合もあれば、逆に悪化させてしまう場合もあるからだ。彼のように精神的に何かに追い詰められた結果、逃げ道として大麻に手を出すと、さらに精神的なダメージを負ってしまう可能性すらあるのだ。

とりわけ薬物に関しての知識に乏しい日本人ならなおさらだ。

二度目の一時帰国の1カ月ほど前から少しずつ大麻の苗からバッツを収穫し始めた。一番熟した部分を収穫すると、他の部分にも栄養が行き渡り、その部分がまた成長するとのことだったからだ。

さらに朝一番で収穫すると薬効成分が多めに出るということで、何度か早起きして収穫作業を行った。

これはなかなかの作業量だ。

熟した部分を苗から切り取り、その後余分な葉を切り取る。そして紐で木陰に吊す。作業はこれだけなのだが、これがまたなかなか時間がかかる。

ラクーンに襲われてやむを得ず収穫した以外、全て収穫し終わるのに2週間から3

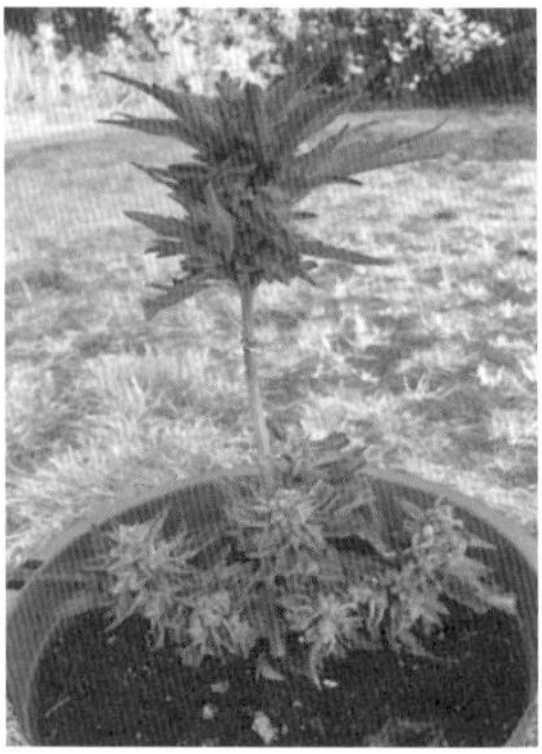

中段だけ収穫した様子。
成長する過程で余分な葉は
落としてしまった。
残っているのはほとんどがバッズだ。
収穫の順序は友人が気分で決めていたらしく、効果の違いが生じるかは不明。

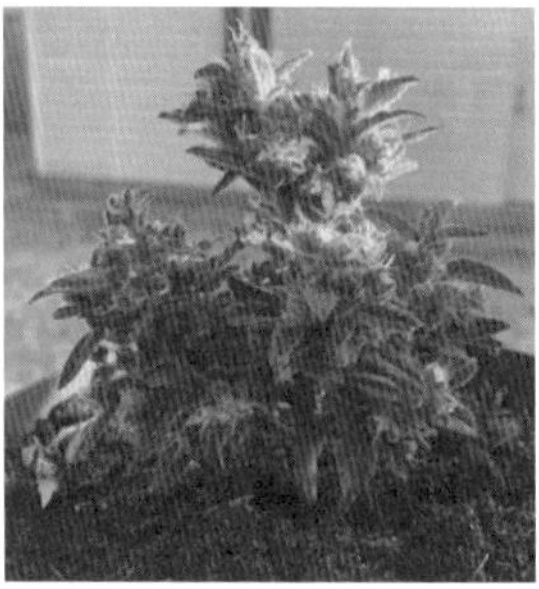

こちらの苗は上部を先に収穫した。
鉢のサイズでどれほど成長するかが
変わるようで、この苗だけはかなり
小ぶりだった。

週間は要したと思う。さらに全てを乾燥し終えたのは帰国日まで残すところ1週間程度だったと記憶している。

全てのバッツを乾燥し終える頃までにも、収穫したバッツはある程度は消費していた。僕たちが育てた大麻は大麻販売店で売られているものよりも鎮痛効果が弱く、味も悪かった。プロの人たちに育てられた大麻は、光の加減や肥料の調整など、とてもきめ細かにコントロールされているらしい。それと比べたら、ただ水をあげてほったらかしだったに等しい僕たちの大麻は敵うはずがなかった。

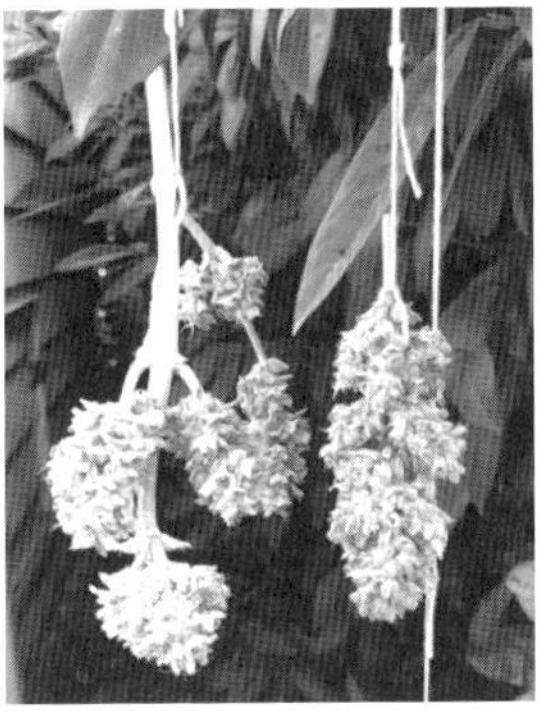
収穫後は葉を全て落としたうえで
木陰に吊していた。
できる限り日光が当たらないように
したほうがいいそうだ。

帰国日が近づいたある日、スイス人の親友が言った。

「すごいものを見せてやる！
俺たちが育てたバッツを全部持ってこいよ！」

彼に僕らの苗から収穫したバッツを手渡すと、その全てをグラインダーで細かくしてしまった。おそらく10gほどはあったのではないだろうか。

彼は小さな巻き紙をたくさんくっつけて一枚の紙にし、僕らの大麻を全て乗せて1本のジョイントを作った。

「パーティーだ！　みんなを呼んでこようぜ！」

僕らの寮の日本人と韓国人以外の数人が集まった。日本人は僕だけだったが、ルームメイトのメキシコ人やフランス、ドイツなど様々な国籍の語学学生たちによってバッツは煙へと変わって空へと上っていった。

3カ月ほど育てた僕らの大麻は灰になり土へ還っていった。

第4章

国際交流と世界情勢

大麻考察 1

1961年、大麻は「麻薬に関する単一条約」により規制薬物となった。日本ではその10年以上も前の1948年に「大麻取締法」が制定されている。

1996年には米国カリフォルニア州の住民投票によって、同州における医療大麻が合法化された。

世界史的に見ると、大麻が完全な違法薬物として扱われている期間は実は短い。

アメリカにおいて大麻解禁の議論を広めるきっかけとなった少女シャーロットについて簡単に紹介したい。少女はドラベ症候群という現代医療から見離されるほどの重篤な症状を抱えていた。

彼女の両親は医療大麻に望みをかけた。

そして彼女の病は大麻によって劇的に回復されることがわかった。しかし医療目的であるとはいえ彼女は年齢的に若すぎた。当時の大麻研究はアメリカでも十分ではなかったことから、できる限り陶酔作用が少ない品種を探し求めた。

州最大の大麻栽培業を営むスタンレー兄弟は当時、陶酔作用が少ない大麻の開発を行っていた。この兄弟とシャーロットの家族が出会ったことにより、子供でも比較的安全に使用できる大麻製品の開発が行われ出したようだ。

シャーロットは陶酔作用が少ない大麻からオイルを抽出した大麻製品を使用し始めた。喫煙による使用よりも害が抑えられると考えられたためだ。もちろん彼女の年齢を考えると、喫煙による大麻摂取を許可するわけにはいかなかったのだろう。

彼女の症状が大麻によって改善されていく様子が大手のドキュメンタリー番組で放送され、アメリカ世論を大きく動かすこととなった。

アメリカでも大麻は陶酔作用を起こすことを理由に世論の風は冷たかった。シャーロットも毎日陶酔を求めている子供であるかのような誤解を受けていたようだが、大麻が難病を救う数少ない選択肢の一つであることは少しずつ浸透した。その結果、法律も州ごとに少しずつ変わりだした。

彼女の功績を形にしたという大麻の品種がある。

「Charlotte's Web」だ。

この品種が彼女の使用したオイルの原料となっているのかは不明（諸説ある）だが、低ＴＨＣ・高ＣＢＤの品種であり、陶酔作用を引き起こしにくいことは確かなようだ。

僕もこの品種を好んで時々使用していた。

本来は常にこの品種を使いたかったのだが、大麻の不思議な特性上、そうもいかなかった。というのは、大麻は同じ品種を使い続けると、なぜか効果が少なくなっていくのだ。

これは僕がそう感じるだけで、科学的根拠があるものではない。しかし、周りの話を聞く限りだと、仮説としては十分に成り立ちそうだった。もちろん否定する人も相当程度いる。

そのため僕は、常に何種類かの品種を用意し、同じ品種を立て続けに使用しないようにしていた。たとえ同じ品種を再度使うことになっても、数日ほど空けてから使用することで、効果が少なくなることを防げたように思う。

これは「痛み」という尺度で大麻の効果を測ることができるため、非常に興味深かった。

さらにもう少し踏み込むと、同じ品種の大麻だとしても、別の大麻販売店で購入したものだと、立て続けに使用し続けてもきちんと効果が出ていた。もしかしたら同じ苗やクローンから収穫したバッズだと、耐性がつきやすいのかもしれない。

大麻には大きくインディカ、サティバ、ハイブリッドという種類に分けられるのは前述したとおりだ。

これらの効果についても簡単に説明させていただきたい。

インディカは主にリラックス効果が得られるとされ、落ち着きたいときや眠る前に使用されることが多い。体の力が抜ける効果が強いからだ。この効果を「ボディハイ」と呼ぶ。

植物としての特徴は、背が低く、葉がポッテリとしていること。

サティバはボディハイ効果が弱く、眠くなることは少ない。主に昼間向けとして使用されることが多いようだ。高揚感が出たり、物事に集中しやすくなるという効果が強い。これを「ヘッドハイ」と呼ぶ。

こちらの特徴は、背が高く、葉が細いこと。

ハイブリッド種は2つを掛け合わせたものとなる。インディカ効果が強めのものや、サティバ効果が強めのものなど、かなり様々だ。「Charlotte's Web」はサティバが優勢のハイブリッドであるといわれている。

見た目の特徴も、どちらの大麻が遺伝子的に濃いかによって様々だ。

様々に品種分けされていることに加え、大麻販売店でもそれらの品種名が付されているが、それらには正確性がないという指摘もある。違法薬物として大麻が扱われてきた歴史の中で、インディカやサティバの異種配合がアンダーグラウンドで行われ続けた結果、純粋なインディカやサティバといった品種は現在ほとんど残っていないからだ。

僕たちが育てていた大麻も、信頼できそうな大手メーカーの製品で、全ての種は同じ品種として売られていたものだが、育てていくうちにそれぞれに個性が出てしまった。これは、大麻の品種を作る過程で数種類の大麻を掛け合わせて作っていることから、グレードが低い種では品種として安定していないことが原因のようだ。

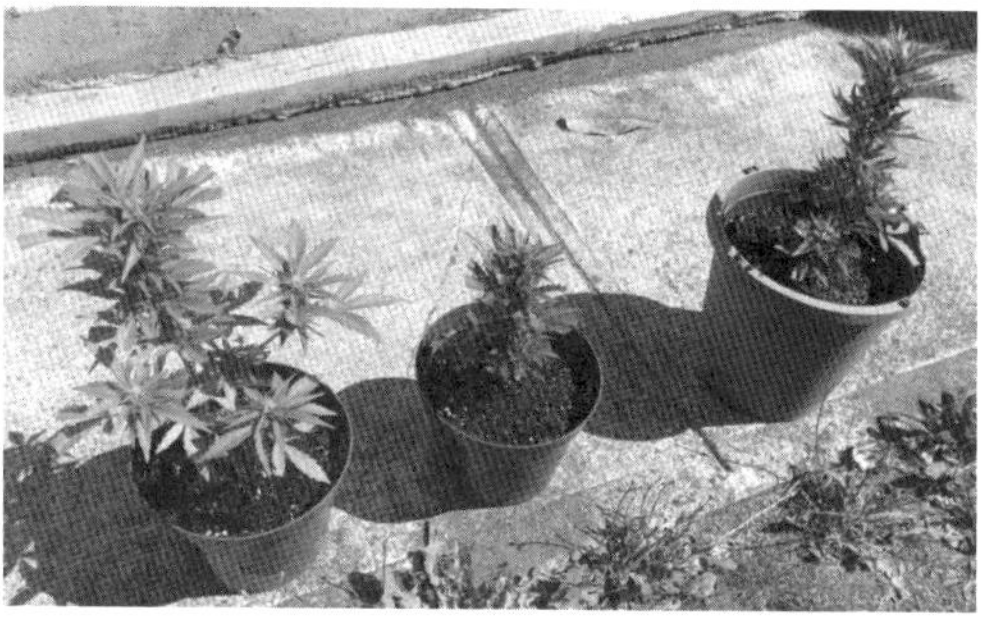

これらの苗は全て同じ品種として売られていた種から育てられたものだが、一目で個性があるとわかる。後に確認したところ、これらの種はF2、F3というグレードであり、これが普通ということだ。種の販売店では同品種としてパッケージングされているので、収穫されたものは一応全て同じ品種ということになる。

同じ品種名が付されたバッズでも、大麻販売店ごとに色も大きさも全く異なる場合があった。製品としての完成度は育て方によっても差が出るといわれているため、品種名はあくまで参考程度にするくらいがちょうどいいのかもしれない。

もし大麻が、ここ数十年にわたって違法薬物として扱われていなかったとしたら、その間も品種の管理はきちんとなされただろう。米やワインのように各名産地で高級ブランドが誕生していたかもしれない。

僕はまだ見学にすら行ったことはないのだが、毎年オランダで「カナビスカップ」と呼ばれる大麻の大会が開催される。１９８７年より開始されていて、世界中の大麻や大麻関連商品が競い合う形で出品されている。上位を獲得した品種は多くの大麻販売店で人気商品となっている。

僕も大麻に詳しくなる前は、このカナビスカップ入賞経験のあるものからとりあえず試していた。

ただし、カナビスカップ入賞の大麻の多くが高ＴＨＣであるため、なじむまでは強すぎることが多いと思う。大麻に慣れていない人は転倒などの危険があることに留意する必要があるだろう。

医療大麻解禁反対の意見として、転売目的であることを隠して処方を受ける者が出るのではと危惧する声が多い。転売された大麻がアンダーグラウンドで蔓延し、悪影響を及ぼすというものだ。

事実、アメリカではそのような事例が多くあったようだし、カナダでも転売しようとしているホームレスを滞在中に目にした。

日本でも同じことが起きるのだろうか？

あくまで個人的な意見だが、その心配は少ないように思う。

なぜなら現在、大麻以外の嗜好利用される恐れのある薬物が医師の処方により比較的安全に使われているからだ。危惧されているような薬の転売事例がどれほど日本で横行しているのだろうか？　少なくとも日常生活で転売をしているような人から声をかけられることなどないだろう。医療大麻が医師の処方のもと解禁されたからといって、アンダーグラウンドの売人が増えることにはつながらないのではないだろうか？

「大麻はエントリードラッグ」とよくいわれるが、このことについてはアメリカなどではすでに決着がついている。

なぜ大麻がエントリードラッグになり得るかというと、大麻が禁止されているからだ。というのは、違法地域で大麻を手に入れようとすると違法な売人と接触することになる。売人たちは他の違法薬物も売っていることが多いため、大麻に飽きてしまった客に対して危険な薬物も気軽に販売してしまう。つまり、アンダーグラウンドの売人がゲートウェイになっている。

大麻を解禁することによって、アンダーグラウンドの売人と接触する機会を減らすことができれば、大麻がエントリードラッグであることを防止できるといわれているのだ。

事実、大麻を解禁した地域での違法薬物の中毒者数や死亡者数は減少しているという報告もある。

大麻は本来、エントリードラッグではない。

2

日本と韓国の留学生・世界の宗教観

カナダで見た日本人の語学留学生の多くは「真面目」をはき違えているように思う。日本で生まれ育ったら当然のことではあると思うのだが、日本人はとにかく机に向かいたがる学生が多い。もちろんそれ自体が悪いことだとは全く思わないが、せっかくの海外留学にもかかわらず、授業が終わると真っすぐ図書館に行って、宿題や復習を一人、または日本人同士で時間をかけて行っている学生を多数見かけた。留学期間中に現地の友人をつくらずに帰国する学生も一定数いるようであった。

これは正しい「真面目」のあり方なのだろうか？

図書館にこもったりテキストに取り組むばかりなら、なぜわざわざ留学を選択する必要があるのだろう？

彼らは現地の人たちとの交流から得られる貴重な体験や、文化の違いに触れないまま留学生活を終えてしまう。実にもったいないと思う。

こうした状況を生んでしまう要因の一つとして、日本人の危機感のなさによる平和ボケがあると思う。

韓国人の学生を見ていると、国や自分自身の将来に対する危機感がまるで違う。陸続きの隣国とのもめ事が彼らの必死さを後押ししているのだろうか。その状況をなんとか自分たちでどうにかしなければならないという本気の必死さが、彼らの勤勉さや英語力の向上に寄与しているように見えた。

何より彼らはコミュニケーションの中からたくさんのことを学ぶ。英語がスムーズに話せないことなどお構いなしで、とにかく話しかけてくるのだ。ちぐはぐな英語で意思疎通がうまくいかなくても、お構いなしで話し続ける学生が多い。これを毎日続けると短期間で英語を上達させられるのも納得がいく。

短期間で英語を上達させたいのなら、彼らの方法をうまく取り入れてはいかがだろうか？

僕は韓国人の友人と仲良くするために、英語よりも歴史の勉強に重点を置いた。彼らの多くが日本人を好まないのは、日韓の歴史について日本人が気にもとめないことにあるようだった。彼らは日本人をなんの理由もなく嫌っているわけではないのだ。

なぜ朝鮮半島が分裂することになったのか、日本人としての認識をはっきり伝えようとすると彼らはきちんと話を聞いてくれる。そのうえで、お互いに同意できないことがある場合はきちんと怒る。怒らせてしまったのなら、日本の教科書ではどのように教わるのか、韓国の教科書ではどのように教わるのか、一つずつ詰めていけばいい。教科書もしょせんは誰かが書いたものであり、内容だってコロコロ変わるのは皆さまも承知のとおりだ。お互いの国の教科書には書かれないだろう歴史だっていくらでもある。日本でも韓国でも、本来知るべき真実は教科書以外の所にある。受験で正しい答えとされていることが真実ではないのだ。

このやり取りの中で、教科書は役に立たないなとお互い納得すればそれでいいのだ。

日本の教科書には血が通っていないように思う。歴史は僕たち一人一人の人生の積み重ねであり、受験勉強のためにあるわけではない。僕たちは歴史の誤った政治利用に振り回されたくないのだ。

だからこそこれから海外へ出ようとしている学生たちには、ぜひともコミュニケーション重視の「生きた文化」を学んでほしいと心から願う。

今まさに始まっている時代の大激動で、もしかしたら軍事力でも経済力でもない「何か」で日本が再び脚光を浴びる時代だってやって来るのかもしれない。

いま世界では何が起きているのか。これから世界はどう変わっていくのか。それを肌で感じることにこそ留学の醍醐味があると僕は思う。

僕はこの留学で、かなり苦労しながらも、コミュニケーションすることで少しずつ英語を学んだ。最終的には現地就労ビザを取得できる程度までは英語に慣れることができた。語学レベルとしては不自由なこともかなり多いが、もしも日本に帰ることで体調が優れないようなら、すぐにカナダに戻ることができるはずだ。

英語力の向上を目的とするなら、語学学校に通うことや日本人同士で戯れることに限定することなく、とにかくたくさんの人たちとコミュニケーションを取ることができるような職場を探すことが最短の道なのではないだろうか。

これが可能かどうかは、これから僕自身が実践を通して学んでいくことになるだろう。

海外に出ると嫌が応でも危機感が芽生える。バンクーバーは比較的平和とはいっても、ホームレス風の人もかなりうろうろしている。公園などでもよく彼らに声をかけられる。

しかし、彼らと関わると必ずと言っていいほどロクな目には遭わないのだ。

意味もなく金銭やタバコを要求してきたり、時には大声で突然怒鳴られることもある。

なかでもショックだったのが、

「お前みたいな中国人がどんどん入ってきたせいで仕事を奪われた！
とっとと出ていけ！」

と突然言われたことだ。

彼らからしたらアジア系の人種は全て中国人に見えるのだろう。確かにバンクーバーでも中国人の比率は高い。

突然怒鳴りつけてきたホームレスをかばうわけではないが、移民に対する寛容な政策も行き過ぎると、彼のようなことを言いたくなる気持ちも理解できなくはなかった。自分たちの文化を汚されたくないと思うのも当然かもしれない。

大きなコミュニティを形成している中国文化圏の人たちは、そもそも英語を全く話そうとしない人が大勢だった。彼らは突然中国語で話しかけてくることがほとんどだったのだ。

彼らはカナダの文化に溶け込むつもりがないようにも見えた。

これでは反感を買ってしまってもやむを得ないのでは、と思うのは僕だけだろうか？

カナダではアメリカと異なり銃規制がしっかりしているため、発砲音などを聞くことはないものの、少なくとも自分の身は自分で守らなければならないと思わされることは日常茶飯事だった。

とりわけ驚いたのが、隣町シアトルのタコマ空港から民間機が盗まれたというニュースだった。このニュースは日本のwebメディアでも流れたため、すぐに気づくことができた。ニュースが流れた時点ではそこまで大騒ぎにはならなかったものの、盗まれた民間機はカナダとの国境近くまで飛んできているようだった。

ニュースの速報を確認しながら友人たちと空を眺めた。

9・11のテロ事件を連想し、言いようのない恐怖心が芽生えた。

盗まれた飛行機はおよそ1時間後に墜落し、犯人一人が死亡したようだったが、国境は越えられなかった。

万が一にもバンクーバー上空まで来ていたら、どれだけの被害が出ただろう。当時僕は寮の中にいたのだが、日本人学生は他国の学生に比べて大して焦っていないように見えた。僕自身は交換留学や短期留学の説明会などで幾度となく海外での身の守り方を教わってきたため、もしも発砲音などがしたらすぐに伏せるなどして対応すると思う。しかし、今でも多くの日本人は発砲音がしても伏せることもせず、興味本位でキョロキョロしてしまう人が多いらしい。たとえ目と鼻の先に身元不明の飛行機が来ても、実感が湧かないためか、どこか他人事になってしまうようだ。

海外旅行が身近になったとはいえ、海外の治安が劇的に改善したというわけではない。それは観光地でも同様だ。

前述した二度目のラスベガス訪問の直前には、現地で銃乱射事件が発生していた。僕がラスベガスに到着したときには破壊されたホテルの窓ガラスの修理はまだ済んでおらず、事件の生々しさを伝えていた。

有名な観光地であれば警戒なども十分にされているとは思うが、最終的にはやはり全てが自己責任だ。

バンクーバーで知り合った台湾の人が妙に気になることを言っていた。

「近々台湾は中国に乗っ取られる。

それが怖いからカナダに逃げてきた。」

台湾と中国はいまだに政情が不安定だ。中国が中華人民共和国（1949年）となる前の中華民国だった頃、内戦で多くの人々が台湾に逃れた。台湾は当時の中華民国の国民の意思を引き継いだ子孫によって現在も国家的運営が行われており、台湾の紙幣には今でも「中華民国」と記されている。

しかし、中華人民共和国としては、中国は一つであり、台湾を一つの国として認めるわけにはいかないらしい。

今も台湾と中国は互いに砲口を向け合っている。

このような難しい問題に左右されながら日々を送っている人たちが世界にはまだまだ多くいるようだ。もちろん僕自身に何かできるわけではないのだが、いろいろと考えるきっかけになっていた。

台湾の人との会話をきっかけに、インターネット動画サイトで某有名ジャーナリストの現代史講義を見るようになった。1945年から今に至るまでの世界の動きをめぐる解説は得ることが多く、カナダ滞在時に世界各地の学生と話す際にかなり役立ったと思う。これから留学を考えている方には特にお勧めだ。政治的問題が及ぼす影響が大きいためか、アジアの多くの人々は、日本人よりもはるかに世界情勢や政治問題に敏感だ。もちろん学生であってもだ。日本の人々の政治への関心の低さをもう少し問題視すべきなのではと思ってしまうほどだ。

ヨーロッパ出身の学生と話していると、宗教観を聞かれることもある。僕も含めて日本人の多くは、

「宗教には入っていない。」

と答える。宗教について深く思考することもないから、このような回答になってしまうのだろう。

とりわけ困った質問は、

「信じるものがないなら、何を頼りに生きているんだ？」

と聞かれたことだ。僕たち日本人の多くは、この感覚をそう簡単には理解できないだろう。しかし、世界では僕たち日本人が想像している以上に「宗教」を大切にしている人々が多い。

これから留学を検討している方は、教養としてキリスト教やイスラム教、ユダヤ教、仏教については、簡単な会話ができる程度の知識を身に付けたほうがよいと思う。そのうえで日本では海外と比較してそこまで信仰心は強くないことを伝えれば、コミュニケーションもスムーズになる。

ただし、バンクーバーに住む人々の宗教観は日本に近いように感じた。

先のような質問をしてくるのは、多くが留学に来たばかりの学生であり、彼らもまた自分の出身地の文化観を持ち出して話しているだけで、決して悪気はない。しばらくバンクーバーに住んでいると、多くの学生たちが互いを尊重するようになり、宗教についても話す機会が減っていく。特定の宗教を押し付けてくる人も少ないように感じる。

バンクーバーの住宅街には所々に教会が立っている。

初めて見たときは、現地のキリスト教徒たちが毎週のようにお祈りでもしているのだろうかと思っていた。しかし実際のところは、そこで休日にフリーマーケットが行われていたりして、たぶん日本のお寺や神社のような感覚なのであろうと感じた。

もちろん何かイベントがあれば、日本人であろうと他の国の宗教の信者であろうと誰でも入ることができる。フリーマーケットには掘り出しものがあったりするので、観光ついでに寄るのもいいと思う。

日本について聞かれたことで最も多くさらに驚いたことは「天皇陛下の知名度」だ。これについてはギャップがありすぎるように感じた。

多くの日本人にとって天皇は教科書で教わるように「日本の象徴」であるし、何か遠い存在程度の認識だろうと思う。友人に帰国時の土産話として「海外でも天皇陛下はかなり有名」なことを話すと、多くが驚いていた。

海外の学生たちとの会話の中で「象徴（Symbol）」という表現をすると、必ずといっていいほど次のように突っ込まれた。

「なぜロイヤルファミリーのことをそれしか知らないんだ？」

「母国のテレビでも天皇の生前退位については大きく取り上げられている。」

「日本人はEmperorを尊敬していないのか!?」

日本人の多くは尊敬の念は持っていると思う。だが、そこまで熱を持って海外の人たちから言われること自体が驚きだったのだ。

もちろん僕自身の教養不足は恥ずべきことだが、今はそれなりに学ぶことができたと思っている。

「日本の象徴」とは何かについて海外の人から教わるなんて情けないと思うなら、日本の文化を伝えるためにも今一度、自分自身の知識を見返してほしいと願う。

バンクーバーを離れるための飛行機は朝早くの便だった。

寮の友人たちがまだ眠りについているなか、僕は一人で空港へ向かった。僕がもう一度バンクーバーに来る頃には、一緒に生活をした友人たちのそれぞれが母国に帰っている。寂しい限りだ。語学学生が多いというバンクーバーの土地柄、僕がここを拠点とするなら出会いと別れの繰り返しはこの先もしばらく続きそうだ。

いろいろな思いが胸を詰まらせるなか、僕はバンクーバーから飛んだ。

日本へ帰る乗り換えの際に観光を兼ねてロサンゼルスに数日間立ち寄った。乗り継ぎ空港としては何度か使ったことがあるのだが、街に降り立つのは初めてだ。

この年、ロサンゼルスがあるカリフォルニア州でも嗜好用大麻が解禁されていた。カリフォルニア州といえば流行の発信地である。その地で大麻が解禁されることには大きな意味があると僕は思っている。

ロサンゼルスは地域ごとに治安の良し悪しがかなりあるらしい。物騒なことに巻き込まれないよう、ホテルの立地にもかなり気を使った。ハリウッドやビバリーヒルズ、サンタモニカといった有名観光地は比較的歩きやすいのだが、貧困層が多く住む地域には旅慣れしていない観光客は近づかないほうが無難そうだった。

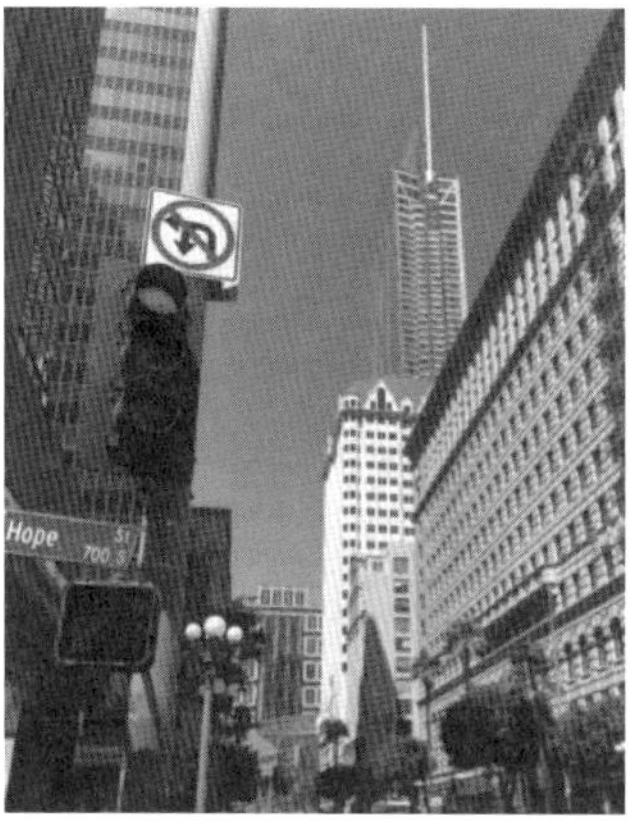

ロサンゼルスの街並み。伝統的な趣を
残しつつも、見上げると近代的な超高層ビルだ。
世界屈指の大都会であり、
街を歩くだけでも圧倒される。

ホテルにチェックインした後、例によって近くの大麻販売店を目指してダウンタウンに向かった。ロサンゼルスでは某配車アプリがかなり普及していて、移動には公共交通機関よりもこちらが便利だ。

ロサンゼルスのダウンタウンも他の

大都市のような高層ビルが立ち並んでいる。手配した車でダウンタウンへ向かう最中も、かなり遠目からでも確認できるほどの摩天楼だ。

僕が初日にダウンタウンに着いたのはおおよそ17時前後だと記憶している。ほかの多くの都市なら仕事終わりの人たちで街が活気づいている時間帯だ。

しかし、ロサンゼルスは違った。本当にオフィス街なのだろうかと思うほど人通りが少なく、ホームレス風の人たちが疎らにいる程度だった。街外れということもあり、たまたまその状況だったのかもしれない。だが少なからず身の危険を感じ、僕は大麻を購入後、そそくさとホテルへ戻った。

ロサンゼルスに到着してすぐだったため、米ドル紙幣を持ち合わせておらず、背後に彼らの視線を感じつつＡＴＭでお金を引き出さざるを得なかった。現状、アメリカの大麻販売店ではクレジットカードを使うことができないからだ。

大麻についてアメリカでは連邦法と州法の間に矛盾がある関係で、連邦法を遵守するクレジットカード会社は、大麻販売店に対してサービスを提供していないのだ。これは医療目的、嗜好目的問わずであった。この問題は連邦法が変更されるまでは続きそうだ。

その後、夕食を求めてダウンタウンからバスで30分程度のサンタモニカへ移動したが、こちらは活気に満ちあふれ、身の危険を感じることはなかった。

海外の夜歩きは基本的に安全ではないと思っていたほうが無難だとは思うが、ロサンゼルスのダウンタウンほど早い時間帯から人通りが少なくなる街は、僕の経験上初めてだった。

ロサンゼルスからサンタモニカに向かう路線は危険だといわれる地域を通る。

僕はこの地域にさえ行かなければ、そこまで危険な目に遭うことはないと思っていた。

とりわけこの地域は、不慣れな人にとっては昼間であろうと、それがたとえ電車の中であろうと危険であるらしい。

僕はその地域を避け、少し郊外を走る電車の車窓を楽しんでいた。

車内もそれなりに混雑はしているものの、東京のような寿司詰め状態からは程遠い。

ある駅で電車が停まり、僕の目の前にいた黒人少年グループが席を立った。僕は自分が降りるべき駅かスマホで確認していたのだが、何か異様な気配を感じてふと顔を上げた。そこには先ほどまでそこに座っていた黒人少年グループの一人が、こちらに向かって両手を上げ、今にも飛びかかってきそうな形相で立っていた。

僕はとっさにスマホを両手で握りしめた。

案の定、その黒人少年は僕のスマホめがけて飛びかかってきた。

彼がスマホ強盗であるととっさに気づいたわけではないが、運よくスマホを握りしめたおかげで、すぐに奪われることはなく、そのままスマホの奪い合いとなった。白昼堂々、たくさんの人が見ている車内にもかかわらずだ。

僕は焦りに焦って言葉も出ないまま、とにかくスマホを握りしめる手に全神経を集中させていた。電車が駅に停まっている間の出来事なので、長くても1分程度だったと思うが、僕は永遠ともいえるこの苦行をなんとか乗り越えた。

電車のドアが閉まる直前、スマホ強盗は諦めて逃げていった。

僕は電車が動き出してからもしばらくは事態の把握に必死だった。電車の窓からは、先ほどのスマホ強盗が黒人少年グループに合流するのが見えた。車内を見渡してみると、当然ながら僕は注目の的だった。近くにいた老人が何か気遣ってくれているような雰囲気で話しかけてきたのだが、何を言っているのか理解する余裕もなかった。すると、どこかから、

「Good job!!」

と軽くおちょくる声が聞こえた。その後、周囲の人たちからちょっとした歓声が上がった。

その歓声でやっと助かったと実感できた。

途中で助けてほしかった……。

もちろん、銃規制が緩いアメリカでこのようなことがあった場合、助けに入った人にも大きな危険がある。どのような状況でも誰かの助けを期待してはいけないのだろう。やはり自分の身もスマホも海外では自分で守るしかないのだ。

世界には僕の知らない環境がまだまだありそうだ。

カリフォルニア州では嗜好用大麻までも解禁されていたのだが、ビーチなどは禁煙のようであった。確認は取っていないのだが、近くで大麻を使用している人がいると匂いでわかる。ロサンゼルスのビーチでは大麻の香りはしなかった。

バンクーバーほど自由にどこでも大麻を使用できる雰囲気ではなかった。それでもホテルの喫煙可能な部屋での使用は許されているようだった。

カナダでの屋外喫煙生活が長かったこともあり、ホテル内でしか大麻を使用できないことには少なからず息苦しさを感じるようになっていた。

だが、どのような使用環境であろうとヘルニアの痛みは抑えられる。息苦しさを感じることができることこそが、病を忘れている証拠だった。

数日間の観光の後、不透明な未来に決着をつけるべく、僕は日本へ向かった。

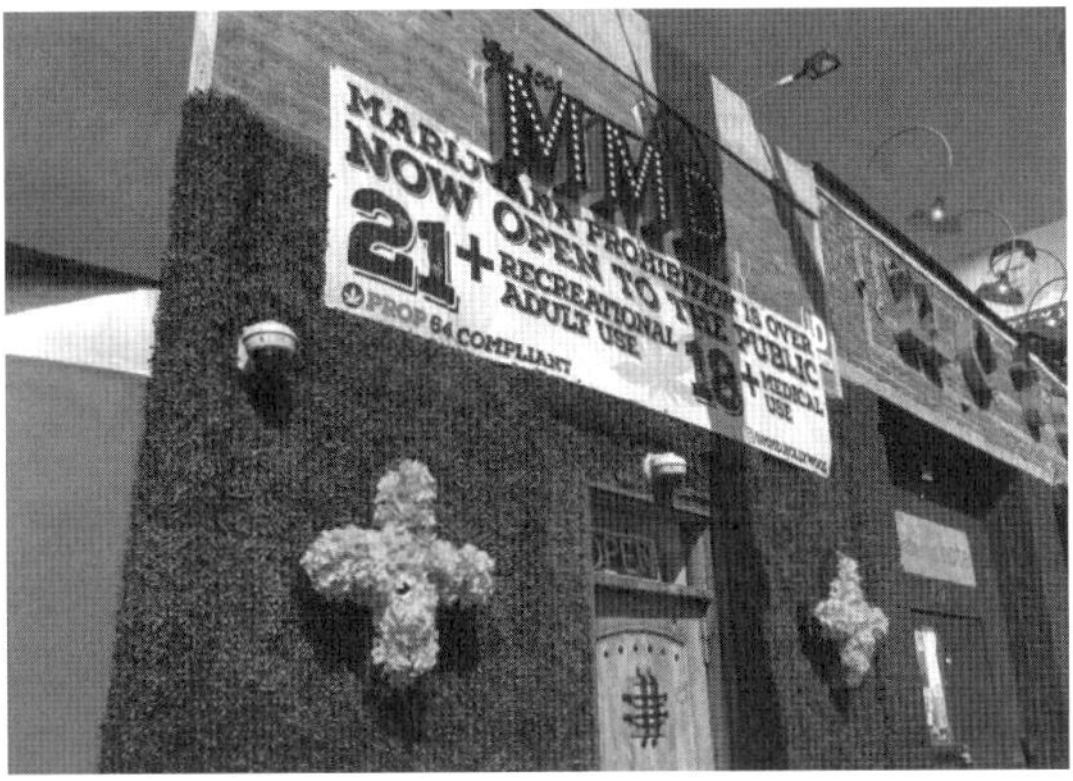
MARIJUANA PROHIBITION IS OVER
NOW OPEN TO THE PUBLIC
21+ RECREATIONAL ADULT USE
18+ MEDICAL USE
PROP 64 COMPLIANT
OPEN

ロサンゼルスの大麻販売店。アメリカとカナダではこのような緑の十字マークが使われることが多い。また、大麻を使用できる年齢も国や州により異なる。この大麻販売店があったカリフォルニア州では医療目的での使用は18歳から、嗜好目的での使用は21歳から購入ができる。

3 帰国、検査

日本に帰国してからは怒濤の日々が続いた。

帰国から数日後に案の定現れた肩の激痛を忘れるため、とにかく動き回った。ただ黙って何もせずにいると痛みが痛みを呼んでしまうのだ。がむしゃらに動いていたほうが楽だった。この時点で海外に出ることは確固たる決意に変わっていた。僕は日本における僕自身の痕跡を少しでも残そうと、とにかくいろいろな人の仕事を手伝った。

カナダが退屈すぎたという反動と痛みが僕を後押ししてくれた。

怒濤の日々の中で、本書の執筆もさせていただけることになったのだ。

本書の冒頭だけを書き上げて近所にあった出版社に飛び込んだ。人生初の飛び込み営業だった。その場で原稿は受け取ってもらえたものの、当然怪しい人だと思われたようだ。実際のところがこのような内容なので当然なのだが……。

しかしながら、少しの時間をおいて、出版社の方から連絡をいただけた。

そもそもこのような内容なだけに出版させていただける可能性は少ないと思っていた。ただ、僕としては、僕のような状況に陥ってしまう人がいるということを、少しでもたくさんの人に伝えたかっただけだった。たとえこの原稿を受け取ったのが出版社の担当の方一人だったとしても、この苦しみを少しでもわかってほしかったのだ。

また、公認会計士受験生の後輩が、ヘルニアの悪化で試験に対してドクターストップがかかったと聞いた。僕の無念を繰り返してほしくない。

僕たち士業を志す受験生には途中で体調を崩す人が少なからずいる。ヘルニアに関しても僕の周りだけで十数人は患っている。一日中背中を丸めて、下を向きながら電卓をたたく日々が数年続くと、腰や首に重い負担がかかるのだろう。その全員に大麻が必要などと言うつもりはないが、病院で診てもらって改善したという人のほうが少ないのもまた事実だ。その先の選択肢として大麻があってもいいのではないだろうか？　僕たちには戦いたい土俵が社会の中に無限にある。激痛とまで戦うのはごめんだ。

帰国してから数週間目だったと思う。

何となくネットサーフィンしていたら、国内の大手デパートで「ヘンプオイル」という名でサプリメントが発売されているのを見つけた。購入して使用したところ、名称どおりではあるが間違いなく大麻だった。陶酔成分であるＴＨＣを極限まで抑えているようだ。僕の右手と顔の痙攣は止まった。だが、やはりＣＢＤだけでは痛みが緩和されない。それでも気休め程度に使用し続けていた。

前述したように同じものを使い続けると少しずつ効果が弱くなってしまう。現在日本で売られているものは一瓶で約１カ月もつだけの容量なのだが、使い続けるうちにやはり痛みが強く出てきてしまっている。この点については僕の気のせいなのか、あるいは科学的に立証できるものなのかはわからない。専門家に研究をしていただける日が一刻も早く来ることを期待するばかりだ。

二度の渡米の後、カナダに長期で行く際には、仲の良い友人たちに「大麻を使用するための留学」であることを告げていた。当時たくさんの友人を失った。だが、2018年10月17日、カナダでの大麻合法化のニュースは僕の状況さえも一変させた。それは日本においても想像以上に大々的なニュースだった。

一度は失ったと思った友人からどんどんと連絡が来た。

大麻に対する偏見はこの先少しずつ緩和されていきそうだ。

カナダの大麻解禁のニュースは皆さまご承知のとおり、連日に次ぐ連日であった。まさか日本のテレビでこんなにもジョイントを目にすることになるとは思わなかった。

さらには海外から日本に持ち帰ってしまう人が急増したのか、警察も以前にも増して大忙しのようだ。旅行者が合法国で大麻を使用した場合どうなるかについても意見が分かれていた。日本人が解禁後のカナダで大麻を使用することは法律上問題ない、とテレビで明言する人まで出てきたのだ。

さらに驚いたことに、友人たちの中の一部が「実は……」と海外での大麻使用経験を話してくれた。本書を手に取ったあなたはどうだろう？　今となってはこれ以上隠す必要はないのではないだろうか？　大麻の有害性に関しては経験者たちで議論しなければ始まらないと思うし、国内の医学的な根拠も揃えていかなければ大麻の市民権が得られる日は遠ざかるだろう。まずすべきことは僕たちで話し合うことではないだろうか。

２０１８年11月23日、これまで日本以上に法律が厳しかった韓国においても、通称「医療大麻法案」が可決されたようだ。また、メキシコにおいても、カナダに続き完全解禁の議論が前向きに進められているらしい。

日々目まぐるしく変化する大麻の国際情勢に、本書を執筆しながら付いていくのもやっとだ。アメリカに至ってはこの数年だけでどれだけ解禁に向かっているのか、調べるのも面倒なほどだ。執筆時点ではアメリカの29州で医療大麻が合法化されている。本書が店頭に並ぶ頃にはさらに増えていることだろう。

大麻の研究を世界に先駆けて始めたイスラエルにおいても日々新しい成果を生み出しているようだ。アメリカをしのぐほどの「大麻先進国」へと市場も成長しているらしい。

大麻の中の陶酔感を生み出す成分であるＴＨＣや、医療効果への期待の高いＣＢＤの正体を突き止めたラファエル・メコーラム教授の功績が大きいのであろう。イスラエルではアメリカが始める数十年も前、１９６３年から大麻研究に着手していたらしい。彼らの功績がＷＨＯに認められる日もそう遠くはないだろう。

再びカナダに戻る日が近づいてきていた。

僕は日本の部屋を引き払う決意をした。

糖尿病の経過観察のためにいつもの病院へ行った。今も僕は病院からの薬は全て断つことができている。だが、血糖値の具合などで本当に薬をやめても大丈夫なのかという判断が僕にはできない。僕は医学の専門家でもなんでもない。自覚症状がないからといって病院が不要になることはないのだ。

まず栄養指導の先生から最近の食生活の指導をしていただいた。やはり糖尿病は食生活が重要だということをあらためて確認した。

僕の最近の食生活はサラダ、サンドイッチ、唐揚げが定番となっていた。糖質を気にしてコメを極力避けるようにしたところ、このメニューで落ち着いてしまったのだ。栄養指導の先生は、そこまでしなくてもいいといった感じで笑っていた。血糖値の上がり下がりには個人差があるらしく、必ずしもこうしないといけないという食事メニューはないらしい。

依然として僕の食後血糖値は健康な人と比べると不安定なようであり、これからも食生活には最大限気を使わなければならないらしい。だが現状の僕の生活を見る限り、栄養指導を継続しなくてもよいとの判断をいただいた。

余談ではあるが、カナダではスーパーや一部のファストフード店においても「糖質」表示がきちんとされている。もちろん日本の食品表示にもあるのだが、カナダのそれは見やすさがまるで違う。糖質制限者向けの食材ラインナップもかなり多い。自分自身で体調管理ができる社会基盤を考えてもカナダのほうが進んでいると感じる。

栄養士の先生から、

「とりあえずは卒業です。
これからも気をつけてくださいね。」

と言っていただいた。ここ1年ほど何かとお世話になっていた栄養士の先生ともしばらく会えなくなってしまう。卒業と聞くといくつになっても、たとえそれが病院でも歯がゆいものがある。もちろん喜ばしいことなのだが。

続けて内科の医師に血液診断の結果を見せていただいた。偏食による「L」が2つあったが、健康上問題ないレベルとのことだった。糖尿病の指針である血糖値、HbA1cともに正常値に収まっていた。糖尿病と診断を受けてから1年ほど経過していた。

「これならお薬は飲まなくても大丈夫そうですね。」

医師は言った。

バンクーバーへの留学経験のある医師だ。

僕は安心した。カナダに戻るにあたって、薬を必要とし続けてしまうと、現地での医療費がかなり高額となってしまうからだ。

「糖尿病の方は念のため、

お薬の処方が終わっても定期的に検査していただいているのですが、
次回からはカナダの病院に行きますか？
このためにわざわざ日本に帰ってきていただくのも大変でしょうから……。」

僕はその場で少し悩んだが、半年後に引き続き日本での受診予約をお願いした。カナダで仕事まで始めるとなると、これからはなかなか帰ってこられないだろう。たまには帰ってくるための口実が欲しかった。

医師は唐突に、

「カナダ、マリファナ解禁しましたね。
あなたは確か痛み止めで出してもらってるんですよね？」

僕は胸を張って、

「そうですよ。」

と答えた。続けて思い切って聞いてみた。

「先生は留学中に大麻の経験はないんですか?」

「実は、ないんです。」

医師は照れくさそうに答えた。

あとがき

２０１９年1月現在、カナダでは従来からの医療目的の大麻に加え、嗜好品としての用途も含めた大麻が解禁されている。２０１８年10月に行われたカナダでのこの解禁は、国単位としては２０１３年のウルグアイの解禁に継いで世界2カ国目となった。また、アメリカでも多くの州で医療目的や嗜好目的の大麻がすでに解禁されていた。その波はとどまることなくこれからも拡大する見通しだ。２０１８年12月には、陶酔作用の少ない大麻であるヘンプが、アメリカ連邦法で解禁される見通しであるとの報道もなされた。

２０１８年11月にはイギリスにおいても医療用大麻が解禁された。

そして12月、米国の連邦法によりこれまで規制されていた、ヘンプと呼ばれるＴＨＣ含有量が低い大麻が事実上解禁された。産業用大麻が米国の規制物質から外されたのだ。そして、この法案には産業用大麻の大規模栽培を認める条項も含まれた。

さらに同月、ニューヨークに置いても州知事であるアンドリュー・クオモ氏が、2019年にはニューヨーク州においても嗜好用大麻を解禁する方針を固めていたが、現状では非犯罪化となりそうだ。

これは2019年8月に米経済団体から発表された「株主第一」を廃止することと関係がありそうだ。

アメリカ国内には「大麻学部」を設ける大学まで出てきた。

そしてアジアにおいても韓国に続き、同2018年12月タイの議会が医療用大麻および研究用大麻の解禁を承認した。2019年からはアジア初の大麻見本市がタイで始まる予定だ。

また、日本人観光客が多いハワイ、グアム、サイパンにおいても嗜好用大麻までもの解禁が数年内になされる見通しだ。

日本においてもとうとう動きが見られた。

2019年4月、聖マリアンナ医科大学が大麻の成分を含む治療薬の地検の準備を始めるとの報道がなされた。

これまで現行法では医療用研究および、薬品としての使用が厳しいと言われていたのだが、治験であれば諸々の制限のもと認めるとの見解が厚生労働省より示された。

そして時代が令和へと変わった2019年5月1日、日本初の大麻販売店であるディスペンサリーが広島市にオープンした。

もちろん、このディスペンサリーでは、日本の現行法で可能な範囲の商品であるCBDの専門店だ。

まさかこんなにも早く日本にディスペンサリーが出来るなんて、と驚くばかりだ。

カナダでは現在のところ、従来から医療大麻を販売していた店舗形態に加えて、嗜好用大麻の販売店舗も数店オープンしている。従来からの店舗ではこれまでどおりの方法で医療大麻を販売しているが、嗜好用大麻の販売店ではタバコ製品にされているのと同様の封印がパッケージにされた状態で販売され始めた。これから徐々に後者のような販売へと移行していくとのことだ。

大麻が全面解禁されると、どのような変化がカナダの街に訪れるのかと期待していたのだが、現実にはさほど変化はない。以前と比較して街中でふと大麻の香りが漂ってくることが増えた程度だ。だが、かなりの数があった医療大麻販売店舗数は、以前と比べて激減してしまった。これは、嗜好用大麻の販売に伴って、国から販売店に与えられるライセンスが一新され、これまでグレーゾーンで営業していた店舗が閉店に追い込まれたために起きた現象のようだ。

大麻の喫煙に関しても、タバコの喫煙所と同様のルールが明確化されてきており、すでにカナダ国内の空港の喫煙所にも大麻マークが追加された。現在カナダではタバコの喫煙が可能なところであれば基本的に大麻の喫煙も許されている（大麻よりもタバコのほうがルールやマナーに対して厳しい）。

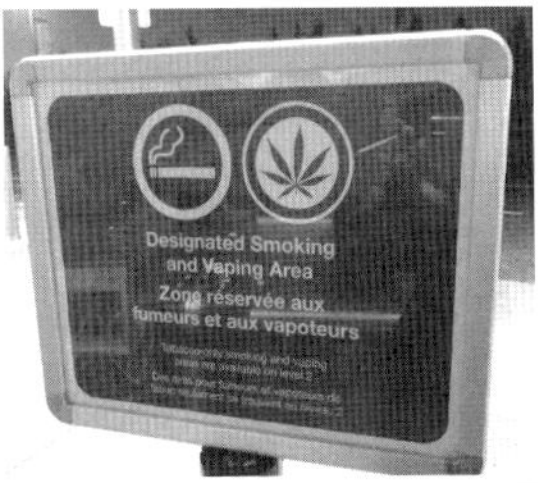
Designated Smoking
and Vaping Area
Zone réservée aux
fumeurs et aux vapoteurs

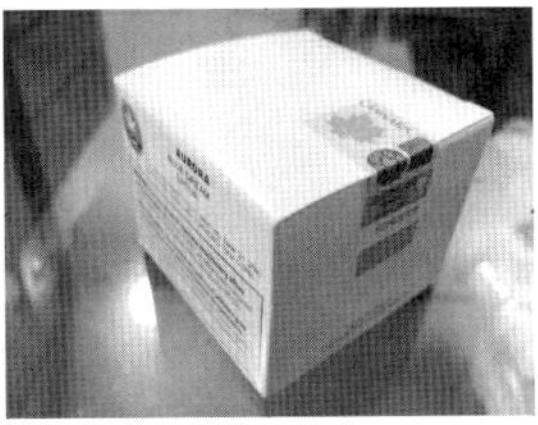

本文ではあえて触れなかったが、大麻を使用すると食べものがおいしく感じられたり、音楽が感動的に聴こえたりするなんていう話をよく聞く。僕の主観でしかないのだが、これらの話は本当だと思う。まるで別世界にでも飛んだような感覚を期待してしまうのだが、実際のところは「言われてみるとそうかもな。」程度の感覚の変化だ。

使用し始めた当初こそ、普段と異なるその感覚に興味を抱いてはいたものの、数カ月も使用すると特段珍しい感覚ではなくなる。少なくとも、これらの感覚を求めるあまり大麻に没頭して、抜け出せなくなるなんていう話もほとんど聞かない。大麻常習者が大麻をやめると離脱症状によって廃人になってしまう、なんていうことは聞いたことすらない。離脱症状が警戒されるべきは大麻以外の別な薬物であり、多くは他の薬物の危険性と混同されてしまっているようだ。

日本における大麻の経験者数は世界的に見ても驚くほど少ないようだ。このような状況にあっては、巷の大麻の悪評に尾ヒレがついて、現実とかけ離れていくことは特段不思議ではないだろう。この過程で大麻は必要以上に警戒されるものとなってしまったのではないだろうか。

本書を読み終えた皆さまにとって、大麻に対するイメージにどのような変化があっただろうか。僕がこの間に感じた「恐ろしい薬物」から「無限の可能性を秘めた植物」へという認識の変化が、少しでも皆さまに伝わっていただけたらと願っている。

本文でも触れたが、戦前の日本の大麻に関する文献のほとんどは敗戦後にGHQにより焼かれてしまっているらしい。存在しないといわれている資料や文献を探すつもりになどなれないのだが、様々に点在する状況証拠を整理すると、やはり文化としての麻と、戦前の日本の生活のつながりは確実にあったのだろうと思えてくる。実際に大麻取締法が施行されるまでは、コメなどと同様に大麻を栽培することが日本では「奨励」されていたというのだから、それだけでもかなりの身近さを想像できる。

アメリカにおいて薬物が規制され始めた当初は人種差別にも利用されていた。

当時のアメリカでは、有色人種や先住民と白人の間で文化的衝突が起きていた。それらの有色人種たちが文化的に利用していたドラッグを取り締まることによって、彼らを白人文化圏から排除したいという目的があったのだ。つまり薬物規制は当初、有色人種に対する嫌がらせを目的として当時の白人が始めた規制なのだ。当時のアメリカでは石油産業の発展のためには大麻がじゃまだったという説まである。繊維、燃料、食料、医薬品など様々な用途で利用することができる大麻は多くの石油産業と競合する。まるで都市伝説のような話だが、大麻規制後、石油産業の急激な発展を見ると必ずしも否定できない事実だ。やはり誰もが一度冷静になったうえで、大麻について考えてみるだけの価値はあるように感じる。

また現在日本でも徐々に認知されつつあるＣＢＤは、今のところまだ医学的な研究が諸外国に比べて進んでいないようだ。

これは、本文にでも少し触れた通り現行の大麻取締法では医学的な研究に制限がある上、日本にて使用できるＣＢＤの部位さえも、種と茎に限定されていることから原料自体が高額となってしまうという理由もあるようだ。

さらに海外から輸入されるＣＢＤは、日本の大麻取締法により規制されている部位から採取されたものが取引されていることもあるようで取締の対象となる事例もある。

そして、２０２０年に入ってもなお世界中で大麻解禁の流れは収束を見せていない。

日本もやはり早急な法改正は検討する時期なのではないだろうか。

何よりも読者の皆さまが、大麻によって緩和される病にかかってしまう前に、日本での大麻解禁の議論が少しでも前に進むことを切に願っている。

カバー装画
シマダテツヤ

装丁
川名亜実
（オクターヴ）

著者略歴

工藤悠平

くどう・ゆうへい

1986年生まれ。青森県むつ市出身。実業家。投資家。
早稲田大学大学院会計研究科(英文学位: MBA)
修了後、事業再生コンサルタントを
経てカナダへ移住、独立。
『マリファアナ青春治療』が初著書。

マリファアナ
青《せい》春《しゅん》治《ち》療《りょう》

2020年4月5日　初版第1刷発行

著者　工《く》藤《どう》悠《ゆう》平《へい》

発行者　小川真輔

編集者　鈴木康成

発行　株式会社ベストセラーズ
〒171-0021 東京都豊島区西池袋5-26-19
陸王西池袋ビル4階
電話 03-5926-6081(編集)
電話 03-5926-5322(営業)

印刷所　錦明印刷

製本所　ナショナル製本

SBN978-4-584-13904-2 C0095